Micha Hilgers

# Der authentische Psychotherapeut

Micha Hilgers

# Der authentische Psychotherapeut

## Professionalität und Lebendigkeit in der Therapie

Schattauer

**Dipl.-Psych. Micha Hilgers**
Drosselweg 2A
52159 Roetgen-Mulartshütte
michahilgers@michahilgers.de
www.michahilgers.de

**Bibliografische Information der Deutschen Nationalbibliothek**
Die Deutsche Nationalbibliothek verzeichnet diese Publikation in der Deutschen Nationalbibliografie; detaillierte bibliografische Daten sind im Internet über http://dnb.d-nb.de abrufbar.

**Besonderer Hinweis:**
Die Medizin unterliegt einem fortwährenden Entwicklungsprozess, sodass alle Angaben, insbesondere zu diagnostischen und therapeutischen Verfahren, immer nur dem Wissensstand zum Zeitpunkt der Drucklegung des Buches entsprechen können. Hinsichtlich der angegebenen Empfehlungen zur Therapie und der Auswahl sowie Dosierung von Medikamenten wurde die größtmögliche Sorgfalt beachtet. Gleichwohl werden die Benutzer aufgefordert, die Beipackzettel und Fachinformationen der Hersteller zur Kontrolle heranzuziehen und im Zweifelsfall einen Spezialisten zu konsultieren. Fragliche Unstimmigkeiten sollten bitte im allgemeinen Interesse dem Verlag mitgeteilt werden. Der Benutzer selbst bleibt verantwortlich für jede diagnostische oder therapeutische Applikation, Medikation und Dosierung.
In diesem Buch sind eingetragene Warenzeichen (geschützte Warennamen) nicht besonders kenntlich gemacht. Es kann also aus dem Fehlen eines entsprechenden Hinweises nicht geschlossen werden, dass es sich um einen freien Warennamen handelt.

Schattauer
www.klett-cotta.de

Printed in Germany
Cover: unter Verwendung einer Abbildung von © Eric Peters – www.eric-peters.com
Gesetzt von abavo GmbH, Buchloe
Gedruckt und gebunden von Friedrich Pustet GmbH & Co. KG, Regensburg
ISBN 978-3-608-40017-5

Erster Nachdruck, 2018

Lektorat: Dipl.-Psych. Mihrican Özdem, Landau
Projektmanagement: Dr. Nadja Urbani, Stuttgart

Auch als E-Book erhältlich

# Vorwort – Authentizität als therapeutische Grundhaltung?

Ist Authentizität ein Wert an sich? Kein Zweifel, Recep Tayyip Erdoğan erscheint bei seinen Ausfällen sehr authentisch. Und Donald Trump, ausgestattet mit einem kritikresistenten Größenselbst, ist es in gewisser Weise auch. Zwar erleben wir seine Posen und Selbstdarstellungen als irgendwie falsch und peinlich. Er selbst jedoch dürfte mit sich völlig im Reinen und einverstanden sein.

Durch den nahezu inflationären Gebrauch des Wortes »authentisch« mutiert Authentizität zum Appell, zur Forderung. Weshalb sich die Kandidaten in Casting-Shows oder Germany's Next Top Modell in so etwas wie authentischen Posen üben. Ähnlich ergeht es Teilnehmern von Talk-Shows: Es steht ihnen gut zu Gesicht, »echte« Gefühle zu zeigen, aber eben auch nur, solange es nicht peinlich ist. Womit sich Authentizität in ihr Gegenteil verkehrt.

Andererseits: Mama und Papa können besonders peinlich für ihre Kids sein, wenn sie finden, dass sie ganz sie selbst sind. Denn die Mama mit dem Sportzeug, das Tochter oder Sohn liegen ließen, und sie noch rasch in den Unterricht bringt, ist sowas von peinlich. Aber eben – authentisch. Sozusagen fraglos sie selbst. Was genau das Problem ist. Nämlich, dass Mama fraglos diejenige ist, die sie ist. Eben authentisch und ohne jede Pose. Sie verkörpert die Bedeutung des griechischen Wortes authentikos, echt.

Doch wer hat die Deutungshoheit über die Frage, was nun echt oder falsch ist, was narzisstische Pose und was ehrliche Selbstöffnung? Zu Recht erwarten wir von unseren Patienten Wahrhaftigkeit bei ihren Mitteilungen. Das setzt jedoch voraus, dass Patienten uns im Dialog ebenfalls als wahrhaftig oder authentisch erleben.

Allerdings: Vielen Kollegen fällt es offenbar schwer, ihre Patienten mit einem Lächeln zu begrüßen (statt mit einer düsteren Betroffenheitsmiene, weil es ja gleich wieder um Beschwerliches geht) oder überhaupt mit dem Patienten in einen Dialog einzutreten. Wir sollten uns nicht verstellen, keine Scheinwelt erzeugen. Doch möglicherweise ist der Kollege mit der bedeutungsschweren düsteren Miene ganz er selbst, da ihm keine Frohnatur gegeben ist? Und er würde sich verstellen, wenn er seine Patienten ungezwungen begrüßte?

Einer gewissen Lockerheit im therapeutischen Kontakt stehen mehr oder weniger unbewusste Forderungen eines antiquierten professionellen Über-Ich entgegen, nach denen man möglichst wenig reden, wenig Mimik oder Gestik zeigen und den Patienten im Unklaren über das eigene Erleben lassen sollte. Freuds Spiegelmetapher oder das Beispiel des bei seiner Tätigkeit emotional unberührten Chirurgen sorgen noch immer dafür, dass sich viele Therapeuten unwohl zu fühlen beginnen, wenn sie im therapeutischen Prozess für ihre Patienten sichtbar werden. Allerdings scheint Freud sich am allerwenigsten an diese Regeln gehalten zu haben (Cremerius 1984). Die im Wesentlichen unreflektierten Gebote eines professionellen Über-Ich, die keiner Überprüfung durch die Forschung über die Therapeutenvariable und Therapieerfolge standhalten, führen zu Verformungen im Alltagsverhalten von Therapeuten, die deshalb unauthentisch sind, weil therapeutische Posen eingenommen werden. Solche Posen werden von Patienten als befremdlich erlebt oder in Cartoons und Witzen karikiert.

Beispielhaft, aber eben nicht selten, ist die erstaunte Feststellung von Patienten im Erstkontakt: »Sie reden ja mit mir?!« Da dann das Erstaunen beidseitig besteht, erläutern sie mir, dass sie in vorhergehenden Gesprächen auf Therapeuten getroffen seien, die ein paar Fragen gestellt, aber sonst nicht reagiert hätten.

Aber soll Psychotherapie überhaupt dialogisch sein, wenn es doch um den Patienten geht? Kann es – umgekehrt gefragt – eigentlich nicht-dialogisch zugehen? Ein Therapeut, der wenig sagt oder schweigt, sagt in jedem Fall sehr viel, womöglich mehr als ihm, besonders aber seinen Patienten, lieb ist. Psychotherapie ist im doppelten Sinne dialogisch: Einerseits tritt der Patient in einen intensiven Dialog mit sich selbst ein. Gleichzeitig führt er Gespräche mit seinem Behandler, die wiederum Vorbild für seinen fortwährenden inneren Dialog sein können. Wie man es dreht und wendet, Psychotherapie – gleich welchen Verfahrens – ist ein dialogisch-interaktioneller Prozess zwischen zwei Menschen oder zwischen mehreren im Falle der Gruppentherapie. Weshalb, wie die Psychotherapieforschung feststellt, die sogenannte Therapeutenvariable von grundlegender Bedeutung für den Therapieerfolg ist. Etwas umgangssprachlicher bedeutet das: Wir sind wichtig, so wie wir sind. Das macht es aber auch nicht leichter.

Keine Lösung ist jedenfalls, sich morgens verkatert dem Patienten zu zeigen unter Hinweis auf eine Scherbennacht mit dem Partner. Denn professionelle Authentizität bedeutet nicht, sich exhibitionistisch zu offenbaren. Sie bezieht sich vielmehr auf die therapeutische Beziehung, in der vorangegangene persönliche Erlebnisse nichts zu suchen haben. Vermutlich deshalb wirken viele Kollegen merkwürdig steif und kontrolliert. Aber, wird man nun einwenden, es ist unmöglich, die persönliche Lebensgeschichte auszuklammern, denn sie macht uns zu dem, was wir (gerade) sind.

Wie kann man also als Psychotherapeut entgegen landläufigen Vorurteilen einigermaßen »normal rüberkommen«, ohne sich dabei therapeutisch-professionell bescheuert zu verhalten?

Die Herausforderung besteht darin, sich dem therapeutischen Prozess emotional zu überlassen, um sich im nächsten Moment wieder zu distanzieren, mit Fragen wie: Was passiert hier gerade? Worum geht es? Was erlebe ich in diesem Moment? Was war einige Augenblicke vorher? Es geht um ein Oszillieren zwischen interessiertem Staunen über den therapeutischen Prozess, radikaler Akzeptanz der Gegenübertragung und der Suche nach dem aktuellen Fokus. Die Haltung des Staunens erhält uns eine Offenheit, die vor Gewissheiten und zu viel Wollen schützt. Zu viel zu wollen oder mit trügerischen Gewissheiten zu operieren, lässt den Prozess entweder zur persönlichen Angelegenheit des Therapeuten werden oder erstickt die Kreativität. Authentizität bedeutet dann, die Offenheit zu besitzen, das Staunen und die Prozesshaftigkeit dem Patienten zu vermitteln und keine Sicherheit vorzutäuschen, wo keine ist. Denn Lebendigkeit von Psychotherapie lebt von Irrtum und Korrektur, von der Falsifizierbarkeit der Hypothesen: Therapieerfolg zeigt sich gerade darin, dass Foki geändert, Ziele neu definiert und Konflikte anders gedacht werden müssen.

Diese Vorläufigkeit verträgt keine Faustformeln, keine eisernen oder goldenen Regeln, denn, wie Alfred Adler am Ende seiner Vorlesungen zu sagen pflegte: »Bedenken Sie, es könnte alles auch ganz anders sein.«

Dass tatsächlich alles ganz anders sein könnte als gedacht, versuche ich durch Beispiele zu zeigen, bei denen häufig nicht alles rund läuft und ich immer mal wieder nicht ganz famos dastehe. Wir lernen viel mehr aus Fehlern, sofern wir sie uns fröhlich eingestehen, als aus glänzend verlaufenden Therapien, die es nach meiner Erfahrung nur bei manchen Vorträgen zu geben scheint. Ich wäre froh, wenn dieses Buch dazu ermutigt, zu einer Fehlerkultur zu kommen, die uns alle in unserem so spannenden und bereichernden Beruf lebendiger und authentischer werden lassen würde.

**Dank**

Kein Buch entsteht ohne Gespräche, Ermutigung, Kritik, ganz neuen Ideen und Sichtweisen von jenen, die am Prozess des Entstehens liebevoll, mit Verständnis für Zeitmangel, Geduld und tatkräftige Unterstützung besonders »auf den letzten Metern« teilhaben.

Dafür bin ich Charlotte (Charly) Böttcher, Stefanie Conradt, Ilka Endres, Andrea Gehl, Thomas Hax-Schoppenhorst, Leon Hilgers, Lukas Hilgers, Sonja Höner, Mihrican Özdem, Erik Peters, Marion Peters und Sandra Schilles sehr dankbar. Ihnen widme ich dieses Buch.

Roetgen-Mulartshütte, im Herbst 2017 **Micha Hilgers**

# Inhalt

# 1 Identitäten – von der Schwierigkeit, sich als Psychotherapeut normal zu verhalten

*Denn nichts ist für den Menschen als Menschen etwas wert, was er nicht mit Leidenschaft tun kann.*

Max Weber 1919/2016 (Hervorhebungen im Orig.)

## 1.1 Partygespräche und Wursttheken

»Oh Gott, Psychotherapeut! Dann muss ich ja aufpassen, was ich sage.« Oder: »Psychoanalytiker, kann man da überhaupt noch mit anderen reden, ohne zu analysieren?« Solche Kommentare kennt jeder von uns – und sie nerven. Soll man sich rechtfertigen und erklären, dass man gar keine Lust hat, privat seinem Beruf nachzugehen? Oder dass es ganz abgesehen davon einfach auch unmöglich ist, im privaten Kontext ein psychotherapeutisches Setting herzustellen? In den meisten Fällen wird man so etwas wie freundliche Skepsis oder ungläubiges Lächeln ernten. Also den Beruf möglichst verheimlichen? Die Geheimniskrämerei macht es eher noch schlimmer, denn wenn das Geheimnis gelüftet wird, steht man auch noch so da, als habe man sich irgendwie interessant machen wollen. Andererseits, den Tanzboden zu betreten mit den Worten »Leute, damit das klar ist, ich bin Psychotherapeut, aber bleibt einfach locker-ungezwungen!«, dürfte auch nicht zu einer normalen Abendgestaltung beitragen. Auch die Variante, mit Dackelblick zu gestehen, was man beruflich so treibt, eröffnet einem kaum die Möglichkeit, hernach über Beauty-Cremes oder die Lebensdauer von Turboladern zu debattieren. Sollte man sich zudem auf Partys oder Veranstaltungen auch noch ganz nebenbei nach einem neuen Partner umsehen wollen, kann man die Flucht nach vorne antreten, indem man sämtliche Vorurteile auf einmal bedient: Man schaue erotisch interessanten Gesprächspartnern bedeutungsvoll in die Augen, warte einen kleinen Moment, um dann zu erklären, dass man diesen Beruf gewählt habe, weil er augenblicklich tiefste Einblicke in geheime Fantasien ermöglicht. Anschließend kann man befreit erklären, dass man seinen Beruf liebt, der einen im Übrigen sehr beschenkt.

Wie man es dreht und wendet, in dem Moment, wo wir im Privaten mit unserem Beruf erkennbar werden, nehmen Gespräche einen anderen Verlauf. Die Ungezwungenheit endet einstweilen – bei allen Beteiligten. Mit einer Ausnahme: Jene Kollegen, die bei jeder Gelegenheit bedeutungsvoll tun und jede private Konversation mit tiefgründigen Kommentaren überwürzen, bestätigen kurzerhand die Vorurteile, gegen die sich der Rest von uns vergeblich zu wehren versucht.

Ein Beispiel: Vor einigen Jahren komme ich auf eine Party, bei der ich auf eine mir bekannte Kollegin treffe. Sie fragt mich, wie es mir gehe. Ich antworte wahrheitsgemäß, so weit gut, allerdings fühlte ich mich ein wenig erkältet. Mit bedeutungsvoll gesenkter Stimme entgegnet sie mir: »Micha, vor der Krankheit kommt die Kränkung!« Um diese Zwangsbeglückung hatte ich sie nicht gebeten und fand mich einigermaßen verwirrt und sprachlos wieder. Man kann sich vorstellen, dass sie solche Vulgärinterpretationen nicht nur mir liefert, sondern sie großzügig und -flächig verteilt. Das ist einer der Gründe, weshalb wir Psychotherapeuten von vielen Laien zu recht misstrauisch beäugt werden.

Obendrein laufen wir Gefahr, an der Wursttheke mit der Frage konfrontiert zu werden, was sich gegen eine Phobie unternehmen lässt oder beim Weinhändler um einen Termin wegen einer Zwangssymptomatik gebeten zu werden. Weshalb Andrea Jolander (2013, S. 13) darum bittet: »*Also, wenn Sie uns einen Gefallen tun wollen: Reden Sie ganz normal mit uns. Vor allem im Biergarten.*« Erfahrungsgemäß mündet jedoch die Aufforderung, sich normal zu verhalten, eher in einer weiteren Steigerung der Verrücktheiten.

Doch bilden wir uns nichts ein, ungewöhnlich ist das alles keineswegs. Denn ob Sanitärinstallateur oder Koch, ob Zahnarzt oder Mechatroniker: Dass jemand in informellen Situationen um Rat gefragt wird, ist eher Ausdruck von Vertrauen und so etwas wie Nachbarschaftshilfe. Und vermutlich haben auch Installateure oder Mechatroniker nicht unbedingt Lust, in ihrer Freizeit über ihren Beruf zu reden. Anders verhält es sich lediglich beim Intimitätsgrad der Thematik. Lediglich die überraschende Offenbarung, dass wir uns – Verhaltenstherapeut oder Tiefenpsychologe – mit Innenleben beschäftigen, löst Befangenheit aus, weil es gerade noch um Alltägliches ging. Der Fokus wechselt unvermittelt von Banalem zu scheinbar Intimem, auch und gerade, weil das keiner beabsichtigt.

Mit diesen Momenten müssen wir leben, und sie gestalten sich umso kürzer, je weniger wir uns zu allen möglichen Themen ungefragt mit vermeintlicher Fachkompetenz äußern.

Allerdings betreffen diese Überlegungen »nur« den privaten Bereich. Deutlich schwieriger gestalten sich die Verhältnisse, wenn es um unser professionelles Handeln geht.

## 1.2 Warum es schwer ist, sich als Psychotherapeut normal zu verhalten[1]

Es gehört nicht gerade zu den Themenschwerpunkten der Psychotherapieausbildung, wie man zu einem entspannten und flexiblen Umgang mit Patienten, sich selbst und den Kollegen finden kann. Ängstliche Unflexibilität einerseits oder naives Agieren andererseits sind die beiden Seiten, nach denen man vom Pferd fallen kann. Wie kann man seinen Beruf mit Leidenschaft ausüben (gemäß dem Zitat von Max Weber) und doch nicht zu viel wollen? Wie einen normalen menschlichen Kontakt herstellen und doch eine professionelle Distanz wahren?

---

1 Teile dieses Abschnitts stammen aus Hilgers 2017.

Die Schwierigkeit, sich lebendig und professionell, freundlich-solidarisch und mit angemessener Distanz, warmherzig und konfrontativ, konfliktfreudig und supportiv zu verhalten, hat eine Reihe von Gründen:

**Antiquierte Rezeption von Psychoanalyse.** An deutschen Hochschulen lehrt nahezu kein Psychoanalytiker mehr. Verhaltenstherapeuten oder psychotherapeutisch gänzlich Unerfahrene vermitteln ihre meist von Wissen ungetrübten Meinungen über »die Psychoanalyse«. Eine differenzierte Rezeption aktueller psychoanalytischer und tiefenpsychologisch fundierter Theorien findet eher an Fachbereichen statt, die sich mit Kultur- und Gesellschaftswissenschaften befassen. Demzufolge werden psychodynamische Verfahren und Techniken universitär nicht vermittelt. Das dürfte sich bei dem neu geschaffenen Studiengang »Psychotherapie« in absehbarer Zukunft kaum ändern. Je mehr sich jedoch die Verhaltenstherapie mit inneren Konflikten, mit der therapeutischen Beziehung und den damit verbundenen Übertragungskonflikten befasst, desto mehr beeinflusst die verzerrte Rezeption von Psychoanalyse auch behaviorale Verfahren.

**Die angebliche Strenge der Psychoanalyse.** Analytische Psychotherapie und die durch sie begründeten Verfahren werden mit Rigidität und Strenge assoziiert, was nicht zuletzt an der chronischen Verwechslung von Abstinenz und technischer Neutralität liegt. Tatsächlich sollen psychoanalytisch begründete Verfahren dem Patienten keine Ersatzbefriedigungen für sein Leid außerhalb der Therapie liefern: »*Die analytische Kur soll, soweit es möglich ist, in der Entbehrung – Abstinenz – durchgeführt werden [...] Unter Abstinenz ist aber nicht die Entbehrung jeglicher Befriedigung zu verstehen – das wäre natürlich undurchführbar –, auch nicht, was man im populären Sinne darunter versteht, die Enthaltung vom sexuellen Verkehr, sondern etwas anderes, was mit der Dynamik der Erkrankung und der Herstellung weit mehr zu tun hat. Sie erinnern sich daran, dass es eine Versagung war, die den Patienten krank gemacht hat, dass seine Symptome ihm den Dienst von Ersatzbefriedigung leisten*« (Freud 1919, S. 187 f.; Hervorhebung im Orig.). Das bedeutet jedoch nicht, dass man sich jeder Äußerung des Verständnisses enthält, also bei Trauerfällen nicht kondoliert oder angesichts von Schmerz, Trauma oder Misserfolg auf jedes Anzeichen von Empathie verzichtet. Warmherzigkeit des Behandlers ist noch keine Ersatzbefriedigung, und die Bestätigung, dass es sich bei Schilderungen des Patienten um z. B. häusliche Gewalt, Missbrauch oder die Existenz eines bösartigen Narzissten im Bekanntenkreis handelt, ist per se auch noch kein Verstoß gegen technische Neutralität, eventuell sogar eine gebotene Stellungnahme. Ganz Ähnliches gilt für alle möglichen ernst zu nehmenden Therapieverfahren, zuvörderst die Verhaltenstherapie. Besonders in der Traumatherapie wird man sich primär mit dem Patienten solidarisch erklären, im Sinne einer »parteilichen Abstinenz«.

**Technische Neutralität und Absichtslosigkeit.** Unter technischer Neutralität versteht man die Zurückhaltung oder gänzliche Enthaltung persönlicher und wertender Stellungnahmen. Man wird also bei Klagen des Patienten über seine Ehe weder mit einem »Wem sagen Sie das?!« reagieren noch platt bei allen möglichen Äußerungen des Patienten »Finde ich auch!« sagen. Dies betrifft besonders Werte, religiöse Vorstellungen oder Vorlieben des Patienten, die man nicht durch unmittelbare eigene Stellungnahmen kontaminiert. Erkennt der Patient einen wesentlichen Zusam-

menhang seiner Schwierigkeiten oder versteht er die Intervention des Behandlers zutreffend, wird man sich einer Bemerkung wie etwa »Genau!« oder »Finde ich auch« gerade nicht enthalten. Daher gibt es auch nur einen lockeren Zusammenhang zwischen technischer Neutralität und Absichtslosigkeit. Da es unmöglich ist, nicht zu kommunizieren (Watzlawick et al. 1969, S. 50 ff.), kann man lediglich eine relative Absichtslosigkeit praktizieren, jedenfalls wenn man nicht auf einer schizoiden Persönlichkeitsakzentuierung hockt.
Die Absichtslosigkeit bezieht sich auf die Unbedingtheit beim Erreichen der gemeinsam formulierten Ziele oder Foki. Man bemüht sich also um eine – mitunter schwierige – Gratwanderung, einerseits am Erfolg der Behandlungsziele zu arbeiten, andererseits aber dem Patienten Erfolg und Verantwortung nicht zu entreißen. Nichts spricht dagegen (bzw. alles dafür), einen arbeitsuchenden Patienten bei einer Bewerbung zu unterstützen, solange klar ist, dass es sich um das Anliegen des Patienten und nicht das seines Therapeuten handelt. Es geht um die Förderung der Kompetenz des Patienten und nicht um Selbstdarstellungen des großartigen Vermögens seines Behandlers.

Andererseits wird man im Bereich der Kinder- und Jugendlichenpsychiatrie besonders auf der Hut sein, wenn es um die Gewichtszunahme anorektischer Patienten und deren Essverhalten geht. »Zu viel zu wollen« oder gar Freude über die Fortschritte der essgestörten Patienten lösen regelmäßig Verweigerung und Verschlechterung aus. Zu wenige klare Grenzen jedoch auch. Auch jenseits der Therapie von Minderjährigen reagieren viele Patienten sehr empfindlich auf den Eindruck, nicht sie, sondern ihre Therapeuten wollten Ziele erreichen und sich damit narzisstisch schmücken.

**Fehler und Scheitern.** Wie an anderer Stelle (▸ Kap. 2.4) ausführlich dargestellt, mangelt es an einer Kultur, unbefangen Fehler und scheiternde Behandlungen zu erörtern. Das mag auch an der Furcht vor drohenden Regressforderungen seitens des Patienten, seiner Sorgeberechtigten oder der Kostenträger liegen. Andererseits dürften aber auch Eitelkeiten eine wesentliche Rolle spielen, sich und anderen Misserfolge nicht einzugestehen. Besonders Lehrtherapeuten, Dozenten und Supervisoren stünde es gut an, sich auch mit Misserfolgen ihren Ausbildungskandidaten zu offenbaren. Denn bekanntlich lernt man besonders aus Fehlern (eigenen wie fremden), weshalb es wenig hilfreich ist, wenn man als Ausbildungskandidat oder erfahrener Psychotherapeut auf einschlägigen Tagungen wie geschmiert laufende Behandlungen vorgestellt bekommt: Der Wiedererkennungswert eigener Nöte und Schwierigkeiten ist denkbar gering, dafür werden Inferioritätsgefühle und Über-Ich-Strenge genährt.

**Angst, sich mit dem Patienten (heillos) zu verstricken.** Ebenfalls aus der Mottenkiste verzerrter Psychoanalyserezeption stammt die Befürchtung, sich mit dem Patienten in schrägen Beziehungssituationen zu verstricken. Es liegt in der Natur solcher Kollusionen, dass sie sich oftmals erst nach und nach einstellen, weshalb man sie in der Regel oft erst später erkennt. Nicht selten geht diese Erkenntnis, bestimmte Beziehungsmuster mit dem Patienten zu wiederholen, Konflikte zu vermeiden oder irgendwie dämlich dazustehen, mit erheblichen Schamgefühlen einher, sich unprofessionell zu verhalten. Doch das Gegenteil ist der Fall: Wir müssen uns verstricken, damit wir gemeinsam mit dem Patienten maladaptive Beziehungsmuster erkennen und ggf. verändern können. Das ist der Kern der Übertragungsanalyse, die immer mit der Analyse der Gegenübertragung Hand in Hand geht. Stattdessen geistert im professionellen Über-Ich von Therapeuten ein unbeweglich dreinschauender und sich auch so gebarender Analytiker herum, der in den Worten Tilmann Mosers (1991) eine »sprechende Attrappe« abgibt. Ängstlich sicherstellen zu wollen, sich nicht unversehens in neurotischen Wiederholungen mit dem Patienten wiederzufinden, verfehlt den Kern psychoanalytisch begründeter Verfahren, nämlich der Analyse und Arbeit mit der Übertragungsbeziehung.

Die Übertragungen des Patienten, seine maladaptiven Beziehungsmuster werden im Gruppen- oder Einzelsetting genau dann sichtbar und der Veränderung zugänglich, wenn sie sich in der Therapie einstellen. Die oben erwähnte Angst, Fehler zu machen, verhindert die notwendige »fröhliche« Bereitschaft, in neurotische Konstellationen einzutauchen, um sie dann gemeinsam mit dem Patienten zu reflektieren und besseren Lösungen zuzuführen. Dies ist kein »Mitagieren«, sondern das Gegenteil dessen: Mitagieren würde man, wenn man durch steifes und unflexibles Verhalten einem generalisierten Vermeidungsverhalten frönt, das bloß dem therapeutischen Ego dient.

Allerdings: Es gibt natürlich auch heillose, nämlich unproduktive oder nicht auflösbare Verstrickungen. Prominentestes Beispiel ist vielleicht die chronische Suiziddrohung stationärer Patienten, die damit Wiederaufnahme oder Verlängerung ihres Aufenthalts erzwingen. Je mehr Ängste sie bei ihren Behandlern oder Teams damit erzeugen, desto mächtiger wird die Drohung und der Patient und desto heilloser die Verstrickung. Aus rechtlichen Gründen lässt sich die Drohung ebenso wenig ignorieren wie es das drohende Schuldgefühl verhindert. In solchen Fällen wird man sich darauf beschränken müssen, sich einzugestehen, dass der Patient immer am längeren Hebel sitzt und man manche negative Entwicklungen nicht wird verhindern können. Diese Haltung ermöglicht eine gewisse Entlastung, selbst wenn es schließlich zum finalen masochistischen Triumph des Patienten durch seine Selbsttötung kommt.

**Intransparenz.** Falsch verstandene Neutralität und Abstinenz, gepaart mit der Angst, Fehler zu machen oder gegen irgendwelche Regeln zu verstoßen, führten in der Vergangenheit zu einem hohen Maß an Intransparenz bei vielen Psychotherapeuten. Doch Intransparenz schafft ein Klima von Misstrauen und Angst, ist damit iatrogen pathologisch und nicht etwa den ungesunden Übertragungen des Patienten geschuldet. Psychotherapie sollte zu Autonomie und Emanzipation leiten, das eigene Leben in die Hand zu nehmen, und maladaptive Wiederholungskonstellationen aufheben. Damit sind wir aufgefordert, Erläuterungen zu liefern, Verständnis für die Probleme zu schaffen, die die Patienten zu uns führten und so etwas wie eine *psychological mindedness*, also ein Verständnis für innerseelische Vorgänge zu schaffen. Begrenzte Äußerungen des Behandlers über sein eigenes Leben oder seine Erfahrungen sind dann förderlich, wenn sie dem therapeutischen Prozess und nicht der Selbstdarstellung des Therapeuten oder der Befriedigung der Neugier des Patienten dienen. Gegen Ende einer mehr oder weniger gelungenen Behandlung ist eine gewisse Transparenz über den Therapeuten förderlich, weil sie der Entidealisierung und Ablösung dienen kann.

> Eine junge Studentin erlebte die offen gelebten Affären ihres Vaters im eigenen Haus mit, während die Mutter eine Etage höher schlief. Das belastete sie und ihren Bruder, den sie tröstete. Von ihrem Vater hörte sie stets: »Stell dich nicht so an!« Über ihre Kindheit sagt sie: »Ich musste immer funktionieren.« Nach einigen Sitzungen geht es ihr mit ihrer depressiven Episode deutlich besser, sie ist entlastet, weil sie viele Zusammenhänge begreift und damit sich selbst. Doch nach langer Krankheit stirbt ihre in der Kindheit bedeutsame Tante, die weniger das Funktionieren der Kinder einforderte. Niedergeschlagen kommt die Patientin, versteht nicht, wieso sie wieder ohne Antrieb sei und sich zurückzöge. Es sei doch alles so gut gewesen und jetzt könne sie nicht ihrem Studium folgen, zöge sich zurück. Sie beklagt damit, dass sie nicht funktioniere, findet, dass sie sich anstelle. Die Trauer sei überall. Die oben genannten Zusammenhänge sind der Patientin rasch klar, aber: »Ich kann im Moment gar nichts, schaffe mein Studium nicht. Wie soll ich damit umgehen?«
> Ich erzähle der Patientin, dass ich sehr unter Druck mit der Fertigstellung dieses Buches stünde. Doch am Wochenende erreichte mich die Nachricht vom Tod einer Kollegin, die ich wegen ihrer Integrität sehr schätzte, bei der ich aber auch immer um ihre Gesundheit fürchtete. Ein anderer Kollege hatte mir eine Mail mit der Todesnachricht geschickt. »Wie jetzt weiterarbeiten?«, schildere ich der Patientin, »und wie mit der Trauer umgehen?«. Ich erzähle ihr, ich hätte mich entschlossen, dem Kollegen eine persönliche Antwort zu schreiben, doch wann? Sofort? Würde mich dann die Betroffenheit am weiteren Arbeiten hindern? Oder umgekehrt, erst spät am Abend, aber würde dann nicht die Trauer meine Arbeit gerade überschatten? Es geht darum, der Trauer einen Platz zu geben, ebenso wie der nötigen Arbeit. Sofort erkennt die Patientin die Parallele, fragt, wie man solchen Dingen einen Platz geben könne, der begrenzt ist und nicht alles überschattet. Dann fällt ihr ein, wie ihr Kaninchen starb, als sie klein war und die Mutter schon im Auto saß, um shoppen zu fahren. Die Mutter habe sie einfach mitgenommen, das Kaninchen habe weiter tot im Garten gelegen. Ich erkläre ihr, während ihr Tränen in die Augen schießen, die Mutter hätte natürlich auch ein Begräbnis des Kaninchens mit ihr begehen können, eventuell nach einer anschließenden Trauerfeier zum Einkauf mit ihr fahren können. Die Patientin versteht: »Das wäre viel besser gewesen, dann hätte die Trauer einen Platz gehabt und auch das Weiterleben.« Sie hat eine Vorstellung, wie sie einerseits den Tod der Tante betrauern, dennoch aber weiter für ihre Klausuren arbeiten könne. Sie geht mit dem Gefühl, sich nicht anzustellen, und dem Entschluss: »Ich werde versuchen, den Dingen einen Platz zu geben.«
> Meine Selbstöffnung war weder exhibitionistisch noch durch narzisstische Selbstdarstellung geprägt, sondern auf die Patientin fokussiert, indem ich ein auf sie passendes aktuelles und authentisches Beispiel lieferte. Dafür war mir die auf Psychoedukation angewiesene Patientin dankbar. Sie profitierte, weil für sie ein passendes Alternativmodell vorstellbar wurde.

**Furcht vor Orientierungslosigkeit.** Identität gibt Struktur und Orientierung, wo sonst Verwirrung und Beliebigkeit droht. Die Vorstellung einer integrativen oder Einheitspsychotherapie weckt Ängste um die eigene Berufsidentität. Identität entsteht durch Zugehörigkeit und Abgrenzung gleichermaßen. Je sicherer man sich seiner beruflichen Identität ist, desto leichter fällt es, über den eigenen Tellerrand zu schauen und sich undogmatisch oder unkonventionell zu verhalten. Denn geht einem Tiefenpsychologen tatsächlich seine Berufsidentität verloren, wenn er Lernpläne mit seinem vor dem Examen stehenden Patienten erstellt? Muss man als Psychoanalytiker die Couch als mittelfristiges Ziel anstreben, wenn man einen Patienten im Sitzen behandelt? Umgekehrt: Darf ein Tiefenpsychologe keine Couch als Settingvariable verwenden? Geht das Wesen der Verhaltenstherapie verloren, wenn man die Übertragungsbeziehung analysiert, weil man die generalisierte Lerngeschichte der Beziehungserfahrungen als Übertragung versteht?

**Schamkonflikte des Behandlers.** Als Psychotherapeuten müssen wir uns mit einer deutlich höheren Schamtoleranz in der Behandlung zur Verfügung stellen, als sie die Patienten initial mitbringen. Diese Voraussetzung ermöglicht es Patienten, ihre »Beziehungsvorschläge« zu entfalten. Doch das ist nur möglich, wenn man sich zunächst quasi naiv auf die »Beziehungsvorschläge« des Patienten einlässt, um sie hernach gemeinsam mit ihm zu untersuchen. Unsicherheiten, Peinlichkeiten und Schamszenen, Verwirrungen und Verstrickungen gilt es zunächst hinzunehmen, statt sie aus Angst vor Scham und Fehlern zu vermeiden (Hilgers 2012). Denn das ist das Beste der Übertragungsbeziehung: die gemeinsame Erkenntnis, wo und wie die aktuellen Schwierigkeiten in Beziehungen mit sich und anderen entstehen und wie sie sich verändern lassen. Die Probleme müssen in der therapeutischen Beziehung sichtbar werden, damit man sie der Veränderung zugänglich machen kann. Auch dies gilt nicht nur für psychodynamische Verfahren. Etwas antiquiert: Der Psychoanalytiker ist ein Übertragungsobjekt. Oder verfahrensübergreifend: Wir stellen uns (begrenzt) zur Verfügung, erleben uns und den Patienten im Hier und Jetzt und versuchen, Schlüsse auf das Dort und Jetzt und Dort und Damals zu ziehen. Ob wir das nun Psychodynamik nennen oder Lerngeschichte, spielt keine so wesentliche Rolle. Deshalb ist es wertvoll, sich Fehlern, Missgeschicken, Peinlichkeiten oder Verstrickungen in der Behandlung zunächst zu überlassen, in der Zuversicht, sie hernach klären und auflösen zu können.

**War Freud ein Freudianer?** Freud machte gelegentlich einer Patientin ein Kompliment, spendierte bei Pleite auch mal ein Frühstück oder half galant aus dem Mantel (Cremerius 1984). Und vor allem: Freud behandelte seine Patienten in einem modifizierten psychoanalytischen Setting, wie man heute sagen würde, oder tiefenpsychologisch fundiert (nach der Gesamtzahl der Sitzungen), jedoch meist mit hoher Frequenz. Freud hielt sich keineswegs an jene Regeln, die in den Köpfen vieler Psychotherapeuten herumspuken. Und wieso sollten sich Tiefenpsychologen gegenüber ihren analytisch arbeitenden Kollegen minderwertig fühlen? Tatsächlich muss man im tiefenpsychologisch fundierten Verfahren deutlich besser orientiert, strukturiert und fokussiert sein als innerhalb eines analytischen Verfahrens: Man hat weniger Zeit, muss Fehler oder destruktive Entwicklungen rascher erkennen, mit klareren Foki operieren und Ziele mit dem Patienten frühzeitig definieren bzw. sie sehr zeitnah modifizieren. Eigentlich müssten demnach Tiefenpsychologen die qualitativ hochwertigere Ausbildung erhalten.

**Verfahrensimmanente Technik?** Nichts spricht demnach dafür, sich besonders eng an vorgeblich verfahrensimmanente Interventionen zu halten. Denn welche Vorgehensweisen sind verfahrensimmanent? Und welche eventuell nicht? Entscheidend ist nicht die Orientierung an Verfahren oder Schulen, entscheidend ist die Orientierung an den Bedürfnissen des Patienten im Prozess. Danach entscheidet sich, welche Interventionen hilfreich sind.

Freudianer gab es erst nach Freud, wobei sich nicht die Begnadetsten seiner Schüler und Nachfolger als solche herausstellten. So stellt z. B. Leo Stone fest: »*Ich glaube nicht, dass die Entwicklung der Übertragungsneurose ernsthaft beeinträchtigt wird, wenn der Patient weiß, ob man seinen Urlaub in Südfrankreich oder in England verbringt oder (lassen Sie mich einmal sehr kühn sein!) dass man vom Segeln ein bisschen mehr versteht als von Golf oder Bridge. Hingegen glaube ich, dass sie nicht selten gestört wird, wenn man beharrlich oder wiederholt die Antwort auf solche Fragen, über die ohnedies oft genug spekuliert wird, willkürlich verweigert, ohne einen spezifischen oder angemessenen Grund dafür zu haben als das allgemeine Prinzip, dass der Patient nicht alles über den Analytiker wissen darf oder dass der Analytiker keine Fragen beantwortet […]. Fragen nach wichtigen Realitäten der analytischen Situation, die der Patient sich nicht selbst beantworten kann, sollten wahrscheinlich häufiger beantwortet werden, als dies geschieht […].*« (Stone 1973, S. 57 ff., Hervorhebung im Orig.)

Es sind die Ziele und Foki, die darüber entscheiden, welches Vorgehen Sinn macht und welche Interventionsformen angesichts gemeinsam definierter Ziele, entgegenstehender Schwierigkeiten und Widerstände, sekundärer Krankheitsgewinne, systemischer Umstände und nicht zuletzt der sozial-ökonomischen Bedingungen infrage kommen und welche nicht. Nicht etwa das ehemals gelernte Verfahren, ob tiefenpsychologisch, psychoanalytisch, verhaltenstherapeutisch oder systemisch, entscheidet über konkrete Interventionsformen des Behandlers, mithin auch nicht seine theoretisch-praktische Ausbildung. Niemand sollte sich als Freudianer gebärden, ob als Tiefenpsychologe, Psychoanalytiker oder Verhaltenstherapeut. Patienten benötigen keine Fundamentalisten, die sie häufig ohnehin schon als Über-Ich-Instanz im Kopf haben. Vielmehr geht es um individuell auf sie zugeschnittene Wege, die ihre Fähigkeiten, Ressourcen und äußeren Bedingungen ebenso berücksichtigen wie ihre Defizite, Konflikte und Lebensbedingungen. Hier begegnen sich der Patient und der Therapeut auf einer zutiefst menschlich-existenziellen Ebene. Denn was für den Patienten gilt, hat für seinen Therapeuten gleichermaßen Bedeutung: Auch er ist mit seinen persönlichen wie professionellen Möglichkeiten und Grenzen gefragt und gefordert. Das ist die Ebene, auf der sich entscheidet, welche Interventionen und Techniken angemessen und förderlich oder abwegig und hinderlich sein könnten. Es geht weder um beliebige Vielfalt noch um eintönige Gleichsamkeit. Entscheidend ist, was den Patienten in seinem Therapieprozess und seiner Entwicklung fördert und weiterbringt. Und ob sich der Patient und der Therapeut dabei ergänzen, der Behandler qua persönlicher und fachlicher Möglichkeiten und Grenzen zum Patienten passt und was die beiden als hilfreich im Prozess aushandeln können.

Kurz: Wenn die geschilderten Hemmnisse und Hemmungen den professionellen Blick nicht versperren und sich mithin auch unkonventionelles Therapieverhalten nicht von vorneherein verbietet, geht es um die zentrale Frage im Therapieprozess: Was fördert den therapeutischen Prozess?

## 1.3 Die zentrale Frage: Was fördert den Prozess?

Interventionen sollten prozessorientiert sein, also den Therapieverlauf fördern, orientiert an den aktuellen Möglichkeiten und Grenzen des Patienten. Prozessorientierung entscheidet sich z. B. an folgenden Aspekten:

- An dem Störungsbild des Patienten: Welche Maßnahmen verbieten sich, welche sind hilfreich?
- An der aktuellen Gesundheit des Patienten und seinen eventuellen chronischen Erkrankungen.
- An der Frage, wie viel an Aufdeckung, Konfrontation oder Übertragungsanalyse aktuell für den Patienten hilfreich ist oder eher eine Überforderung. Man kann Patienten durchaus fragen, ob sie »noch einen vertragen« oder es genug für heute ist. Zugleich lernen Patienten dabei auch Selbstschutz und das Setzen von Maß und Grenzen.
- An der Ausrichtung nach den definierten Zielen und den aktuellen Foki.
- An der Frage nach dem Timing: Wann sollte welche Intervention erfolgen?
- An den psychosozialen Rahmenbedingungen des Patienten: Welche Interventionen führen eher zu Destabilisierung oder Stabilisierung? Sind bestimmte aktuelle psychosoziale Probleme (Arbeit, Wohnen, Finanzen usw.) vorrangig?
- An der Frage in Gruppentherapien, was die Kohäsion der Gruppe und die Integration einzelner Patienten unterstützt. Fördert die Intervention die Gruppe in ihrem Prozess insgesamt? Oder den Einzelnen oder die betreffenden Gruppenmitglieder?

Bedeutet dies nun völlige Beliebigkeit der Interventionen und mithin auch der theoretischen Modelle? Wird also ein Verhaltenstherapeut künftig ohne Umschweife zur Deutung ödipaler Konflikte übergehen, während sein tiefenpsychologisch orientierter Kollege mit einem phobischen Patienten via Exposition Fahrstuhl fährt?

Eher mag es vorkommen, dass man auf dem Weg innerhalb des eigenen Verfahrens an Konflikte und Probleme gerät, die durch Interventionen aus anderen Verfahren Erfolg versprechender behandelbar sind. Wenn man diese Vorgehensweisen beherrscht oder sie kein allzu großes Können erfordern, passen sich Techniken aus anderen Verfahren sehr gut in die eigene Therapieausrichtung ein.

Bei einem stark gehemmten Patienten mit ständig drohenden Schuldgefühlen wird man ein erstes Zuspätkommen entweder überhaupt nicht kommentieren, weil sonst der Über-Ich-Druck noch weiter steigt oder man dem Patienten als externalisiertes verfolgendes Über-Ich in persona erscheint. Man könnte ihm allenfalls – sofern der Patient Humor hat – zu seinem ersten Zuspätkommen gratulieren, im Sinne einer Lockerung der inneren Konfliktspannung. Umgekehrt wird man bei einem Patienten, der häufig zu spät kommt und gerade auf Stellensuche ist, nicht nur darauf verweisen, dass dieses Verhalten jeden potenziellen Arbeitsplatz gefährdet, sondern zudem mit ihm auf die Suche gehen, wo genau die Verspätung vor, während oder nach dem Aufbruch zur Stunde bewusst oder unbewusst »eingebaut« ist und was ihre Bedeutung sein könnte. Ganz ähnlich einer Verhaltensanalyse wird man sich – ob Verhaltenstherapeut, Tiefenpsychologe oder Psychoanalytiker – die

Situation haarklein mit den begleitenden Affekten, Gedanken, Erwartungen usw. schildern lassen, um den Moment der eventuell unbewussten Entscheidung herauszuarbeiten. Bei untersozialisierten Patienten oder solchen mit dissozialen Anteilen wird man hingegen auf Rahmenbedingungen und Einhaltung von Absprachen bestehen und sich um sogenannte Sekundärtugenden kümmern. Es versteht sich in diesem Zusammenhang von selbst, dass man die nachfolgend geschilderte Kampfsportübung bei einem Dissozialen tunlichst unterlässt.

> In einer über mehrere Tage laufenden analytischen Selbsterfahrungsgruppe für angehende Psychotherapeuten mit überwiegend weiblichen Teilnehmern herrscht ein Klima lächelnder Aggressionshemmung mit unterschwellig schwelenden Konflikten. Durchaus in diesem Kontext erkundigt sich die Gruppe bei mir, ob man nicht auch aktiver werden könne, weiß aber keine Vorschläge zu machen (sic!). In anderen Gruppen würde das (?) aber praktiziert (was eine latente Kritik am Gruppenleiter darstellt).
> Angesichts der deutlich begrenzten Stundenzahl und des hartnäckigen Widerstands, Konflikte offener und aggressiver zu führen, mache ich der Gruppe den Vorschlag, nach einer Mittagspause eine Aktivübung mit Partnern zu machen, die Kampfsportelemente enthält. Alle sind einverstanden. Die einfache Übung beinhaltet, dass der eine Partner ansetzt, dem anderen eine leichte Ohrfeige zu geben, und der andere die Ohrfeige durch einen Unterarmblock abwehrt. Nach Demonstration dieser Karategrundtechnik, die in vielen Kampfsportarten Verwendung findet, fordere ich die Gruppenteilnehmer auf, vorsichtig, langsam und mit nur leichter Kraft einen Versuch zu machen. Bereits nach wenigen Durchgängen (die im Wechsel stattfinden) muss ich die Teilnehmer begrenzen: Mit deutlicher Lust holen sie zur Ohrfeige aus, die ebenso herzhaft und kraftvoll mittels Unterarmblock abgewehrt wird: Aggression wird lustvoll und ohne Schuldgefühle (anders als vordem in der Gruppe) gelebt. Dieses Erleben ist hernach gut besprechbar – und vor allem: Die Gruppenmitglieder wenden sich einander deutlich aggressiver zu, es entsteht mehr lebendiger Kontakt. Was mir in diesem Kontext von entscheidender Bedeutung erscheint: Wie in der Übung werden keine »Treffer« erzeugt. Im spielerischen Kontext lernt die Gruppe, dass Aggression lustvoll sein kann, dabei aber nicht vernichtend, dass man austeilen und umgekehrt standhalten kann.

## 1.4 Identität ermöglicht Flexibilität und Offenheit

Gerade eine sichere Identität ermöglicht Offenheit gegenüber anderen Therapieverfahren mit entsprechender Flexibilität im Therapieprozess. Das erleichtert zudem eine Differenzialindikation mit der Möglichkeit, dem Patienten ein anderes Verfahren als das eigene zu empfehlen. Bei komplexen Störungsbildern, wie beispielsweise der Borderline-Störung, Posttraumatischen Belastungsstörung oder Sozialen Phobie, verspricht eine Kombination von Verhaltenstherapie, Skillstraining, interaktioneller Gruppenpsychotherapie und tiefenpsychologisch fundierten oder analytischen Einzelsitzungen die besten Erfolge.

Zwar verbietet aus fachfremden Beweggründen die Richtlinienpsychotherapie die Kombination verschiedener Verfahren, also Verhaltenstherapie mit psychoanalytisch begründeten Modellen, doch bedeutet das keineswegs, dass man nicht Erfolg versprechende Interventionen aus jeweils anderen Verfahren in die Behandlung von Patienten übernimmt, sofern man sich über die Indikationsfragen im Klaren ist und weiß, wozu man diese oder jene Vorgehensweise wählt. Wieder ist die zentrale Frage, was den therapeutischen Prozess zu fördern verspricht und wieso man gerade jetzt diese oder jene Intervention zu wählen beabsichtigt (oder gerade nicht).

Dass die gleichzeitige Verwendung unterschiedlicher Modelle und Interventionen sehr vielen Patienten zu helfen vermag, zeigt die tägliche stationäre Praxis. Für ambulante Settings bedeutet dies, dass der Behandler nicht etwa alle Therapiemodelle gleichermaßen repräsentiert, aber auf Erfahrungen anderer Verfahren zurückgreift und sie innerhalb seines Modells anwendet. Damit ist weder die spezifische Identität eines Verhaltenstherapeuten, Psychoanalytikers, Systemikers oder Tiefenpsychologen infrage gestellt noch der Weg zur Einheitspsychotherapie geebnet. Denn die Grundlage solcher Flexibilität ist die Sicherheit im eigenen Therapieverfahren, sodass man »gefahrlos« über den Tellerrand blicken und andere Interventionsformen nutzen kann.

Zugleich wäre dies ein Mittel gegen den Pars-pro-Toto-Fehler, der seit vielen Jahren die Psychotherapieszene prägt und nicht gerade eine sichere Berufsidentität unter Beweis stellt (Pars-pro-Toto = ein Teil [eine Technik] wird für das Ganze [die Psychotherapie] eingesetzt). Denn alle paar Jahre wird eine neue Sau durchs Dorf getrieben oder das Rad neu erfunden. Die Innovationen, die scheinbar alles Bisherige in den Schatten stellen, betreffen zwei Bereiche:

- Neue Diagnosen. Man erinnere sich: Innerhalb des Diagnoseglossars wurden in den letzten Jahrzehnten Störungsbilder wie die Borderline-Störung oder die Posttraumatische Belastungsstörung hinzugefügt, ganz zu schweigen von dem theoretisch völlig unklaren Sammelbegriff der Frühstörung jenseits von DSM und ICD. Von inflationärem Gebrauch ist gegenwärtig die angesagte Diagnose Burnout, also Depression mit Erschöpfungszustand, was aber viel weniger chic klingt.
- Neue Therapieverfahren oder Modelle. Aufstellungen, Schematherapie, Eye Movement Desensitization and Reprocessing (EMDR), Skillstraining, die dritte Welle in der Verhaltenstherapie, die intersubjektive Psychoanalyse, die Arbeit mit dem inneren Kind stellen meist (bis auf EMDR, deren Wirkungsweise weitgehend unklar ist) alten Wein in neuen Schläuchen dar oder einen Mix bekannter Techniken.

Die Bedeutung der Diagnosen von Borderline-Störung oder Posttraumatischer Belastungsstörung steht nicht infrage. Problematisch ist jedoch die Neigung, scheinbar neue und alle offenen Fragen beantwortende Theorien inflationär anzuwenden und diese für revolutionäre Innovationen mit Erlösungscharakter zu halten (was gelegentlich fast fanatische Identifikationen mit den Neuerungen mit sich bringt, bei gleichzeitiger Vernachlässigung oder Entwertung »traditioneller« Modelle).

Allerdings sind solche Auswüchse beinahe zwangsläufig, wenn man sich mit einem Verfahren entweder überidentifiziert und damit enge eigene Grenzen bei der Arbeit mit Patienten erleben muss oder umgekehrt keine sichere Berufsidentität besteht, die einen gelassenen Zugriff auf andere Modelle und Techniken erlaubt. Übersehen wird häufig, dass wir uns in Modellen bewegen, die eine gewisse Annäherung an eine Realität erlauben, die wir im Zweifel nicht kennen. Modelle besitzen einen begrenzten Erklärungs- und Vorhersagecharakter, weshalb es sich empfiehlt, sie nicht mit der Wirklichkeit zu verwechseln im Sinne der sogenannten Reifikation (die Vorstellung, eine Theorie oder ein wissenschaftliches Konstrukt für die Realität zu halten). Solange wir uns dessen bewusst sind, können wir auf der Grundlage einer sicheren Bindung an das eigene Therapiemodell mit Gewinn auf verwandte und fremde Techniken zurückgreifen. Diese sichere Orientierung innerhalb des gelernten und angewandten Verfahrens erlaubt die Beantwortung der Frage, wozu und mit welchem Ziel man welche Technik auch immer anzuwenden gedenkt. Damit stellt man zugleich ein attraktives Modell für Patienten bereit, indem man sich weder beliebig noch starr verhält, sondern sich selbstverständlich und gelassen auch in fremden Welten zu bewegen weiß, weil die Rückkehr in die eigene Heimat fraglos verfügbar ist.

## 1.5 Wer ist Psychotherapeut (und wer nicht)?

### Psychotherapeutische Arbeit

Wer ist Psychotherapeut? Die Frage ist bereits falsch gestellt: Denn wer behandelt psychotherapeutisch? Ein Psychologe mit entsprechender Zusatzqualifikation für die Behandlung von Erwachsenen oder Kindern und Jugendlichen, sein ärztlicher Kollege, der als Erwachsenen- oder Kinder- und Jugendlichenpsychotherapeut ausgebildet ist, eine Sozialpädagogin mit Ausbildung zur Kinder- und Jugendlichentherapeutin? Ist jemand, der zwar eine psychotherapeutische Ausbildung hat, die jedoch nicht von Gesetzgeber, Kammern oder Kassenärztlicher Vereinigung anerkannt wird, deshalb kein Psychotherapeut? Und was ist mit all den Berufsgruppen, die täglich in Kliniken mit Psychiatrie- oder Psychotherapiepatienten arbeiten, etwa Pflegkräften, Sozialarbeitern, Ergo-, Musik-, Physio- und Sporttherapeuten, Erziehern oder Ernährungsberatern? Sie alle arbeiten therapeutisch – die Ignoranz von Psyche und Psychodynamik ihrer Patienten wäre ein schwerer Fehler. Mitunter gelingt Fachtherapeuten ein rascherer oder besserer Zugang zu Patienten als den »klassischen« Psychotherapeuten.

> Eine 22-jährige Frau verletzte sich beim Sport. Einige Tage später klagte sie über Ameisenlaufen an den Extremitäten; eine linkshemisphärische Lähmung stellte sich ein. Die Verdachtsdiagnosen eines Tumors oder einer Multiplen Sklerose konnten sicher ausgeschlossen werden. Auch andere organische Faktoren schieden aus. Schließlich wurde die Patientin in einer psychosomatischen Abteilung aufgenommen. Psychische Ursachen ihrer Konversionsstörung konnte die Patientin zunächst nicht akzeptieren. Auch das Verlassen des Rollstuhls gestaltete sich schwierig, die Patientin war allenfalls bereit, an einer Stabilisierungsstange im Krankenhausgang einige Meter zu gehen, jedoch nur, wenn sie an der anderen freien Hand gestützt wurde. Die zuständige Physiotherapeutin, selbst nur wenige Jahre älter, sprach die Patientin auf ihren geliebten Sport an. Es stellte sich heraus, dass sich die Patientin ihre ursprüngliche Verletzung beim Taekwondo zugezogen hatte. Authentisch interessiert erkundigte sich die Physiotherapeutin nach Kampfsporttechniken, die sie gern einmal gezeigt bekäme, um sie selbst auszuprobieren. Daraufhin verließ die Patientin problemlos und ohne jede Bewegungseinschränkung ihren Rollstuhl und die beiden trainierten eine halbe

> Stunde Tritttechniken. Nach Abschluss der Physiotherapieeinheit nahm die Patientin wieder im Rollstuhl Platz. Nach und nach gelang es, die »Rollstuhlzeiten« durch die Arbeit mit der Physiotherapeutin immer weiter zu reduzieren, bis sie schließlich die Klinik verlassen konnte. Handelte es sich hierbei etwa nicht um Psychotherapie gemäß der Definition von Strotzka (► Kasten unten)?

Üblicherweise geben Klinikleitungen die Losung heraus, die genannten Berufsgruppen arbeiteten therapeutisch, aber nicht psychotherapeutisch. Doch was genau ist dann Psychotherapie? Handelt ein Psychotherapeut, der bei Ernährung, Wohnungs- und Arbeitsfragen, Alltagsbewältigung oder Umgang mit Körperlichkeit berät und interveniert, etwa untherapeutisch oder zumindest nicht psychotherapeutisch? Hat etwa die Physiotherapeutin im obigen Beispiel ihre Kompetenzen überschritten?!

Die recht unhandliche Definition von Strotzka gibt zwar Aufschluss, erklärt aber zugleich, dass alle möglichen Berufsgruppen Psychotherapie ausüben.

**Definition**

»Psychotherapie ist ein bewusster und geplanter Prozess zur Beeinflussung von Verhaltensstörungen und Leidenszuständen, die in einem Konsensus (möglichst zwischen Patient, Therapeut und Bezugsgruppe) für behandlungsbedürftig gehalten werden, mit psychologischen Mitteln (durch Kommunikation) meist verbal, aber auch averbal, in Richtung auf ein definiertes, nach Möglichkeit gemeinsam erarbeitetes Ziel (Symptomminimalisierung und/oder Strukturierung der Persönlichkeit) mittels lehrbarer Techniken auf der Basis einer Theorie des normalen und pathologischen Verhaltens. In der Regel ist dazu eine tragfähige emotionale Bindung notwendig.« (Strotzka 1975, S. 32)

Umgekehrt bedeutet das aber auch: Psychotherapie im weiteren Sinne wird von zahlreichen Berufsgruppen ausgeübt. Eine Form ist eine Behandlung durch einen für ein spezielles Psychotherapieverfahren ausgebildeten Experten. Doch mindestens im stationären Rahmen ist der klassische Psychotherapeut auf ein Team von zahlreichen Experten anderer Gebiete angewiesen. Es mag der Eitelkeit der gesetzlich und sozialrechtlich (also von den Krankenkassen) anerkannten Psychotherapeuten abträglich sein: Wir sind nicht die Hüter des Grals, und wir sind auch auf vielen Gebieten viel weniger kompetent als die Vertreter unserer Nachbardisziplinen, ohne die oft kein oder nur geringerer Fortschritt zu erzielen ist. Im besten Fall lernen wir von ihnen und übernehmen Wissen und praktische Fertigkeiten in unseren täglichen Umgang mit Patienten.

Folglich bleibt wenig Platz für dogmatische Haltungen oder starres Festhalten an eisernen oder goldenen Regeln. Wer das möchte, verwechselt Psychotherapie mit Metallurgie. Weil aber umgekehrt nicht etwa »anything goes« die neue Regel sein kann, ist das Ringen um eine angemessene, respektvolle und von fundiertem Fachwissen getragene Haltung ein schwieriger Drahtseilakt.

Beim Balancieren verliert man allzu leicht das Gleichgewicht, gerät ins Taumeln oder fällt. Das ist in der Psychotherapie nicht besonders aufregend, solange man sich dessen bewusst ist und weder beleidigt noch schuldbeladen wieder aufsteht. Das wirklich Aufregende in der Begegnung mit einem Patienten oder einer Gruppe sind die Klippen und Verstrickungen, die tragischen und atemberaubenden Momente, wo man nicht mehr weiterweiß oder an die Grenzen persönlicher Belastungen gerät. Und vielleicht am Lehrreichsten könnten offene Berichte über scheiternde Behandlungen, über aggressive oder erotische Verstrickungen sein. Mit zunehmender Rigidität der Ethikrichtlinien dürften solche öffentliche Eingeständnisse zunehmend schwieriger werden, zumal auch Regressansprüche von Kostenträgern und/oder Patienten drohen. Immerhin können wir uns aber vornehmen, im vertrauten Kreis von Supervision oder Intervision von solchen Nöten und Fallstricken offen zu berichten, in der Gewissheit, dass es den anderen ähnlich geht oder schon ergangen ist.

## Identität mit vielen Facetten

Bleibt die Frage, ob so etwas wie eine psychotherapeutische Identität oder eine Kernidentität im Zentrum zahlreicher Facetten für den einzelnen und darüber hinaus für die Berufsgruppe existiert. Psychotherapeuten können als Coachs arbeiten oder als Organisationsberater, was allenfalls marginal mit Psychotherapie zu tun hat. Umgekehrt können Fachtherapeuten – wie im obigen Beispiel der Physiotherapeutin mit ihrer hysterischen Patientin – sehr wohl erfolgreich psychotherapeutisch tätig sein. Häufig wird es sich so verhalten, dass Psychotherapeuten im Schwerpunkt diesen Beruf ausüben, Fachtherapeuten je nach Tätigkeitsfeld sich mehr mit Rehamaßnahmen nach Kreuzband-OPs oder Diätplänen für Adipöse beschäftigen, oder sie arbeiten in einem psychiatrisch-psychotherapeutischen Team an der Veränderung von Verhalten und Erleben – eben psychotherapeutisch. Und auch jeder, der Psychotherapie ausübt, wird dies nicht immer gleich tun, wird sich seinen Patienten, ihrer Bildung, ihren Konflikten und ihrem Alter gemäß je anders verhalten und sich selbst auch ein wenig anders erleben.

**Einer für alle, alle für einen!**

Alexandre Dumas beschreibt in seinem Roman »Die drei Musketiere« drei alte Haudegen, zu denen ein junger, unerfahrener Mann stößt, der unbedingt ein Musketier werden möchte. Die vier unterscheiden sich charakterlich außerordentlich, bilden aber dennoch oder vielleicht gerade deshalb eine verschworene Einheit in der Vielfalt.

Was uns in der Psychotherapie betrifft, so repräsentieren die drei (oder beliebig mehr) alten Haudegen unsere persönlichen Charakterseiten mit unseren Lebenserfahrungen, Fähigkeiten und Grenzen. D'Artagnan, der junge Mann, der unbedingt ein Musketier sein oder werden möchte, sind wir in unserer professionellen Rolle, in der wir immer die Jungen und relativ Unerfahrenen bleiben, verglichen mit unserer persönlichen Lebenserfahrung. Wir können und müssen aber auf die Erfahrungen und Kompetenzen der anderen drei zurückgreifen, sie leben in uns und wir begegnen mit ihnen unseren Patienten. Nicht unreflektiert und blindwütig, wie D'Artagnan anfangs, sondern zunehmend überlegt und doch auch mit der Leidenschaft der alten Musketiere.

Keine Therapie gleicht der anderen, weil wir in jeder therapeutischen Allianz ein wenig oder gar sehr anders sind. Manche Settings erfordern supportive, andere mehr konfrontative, spiegelnde, deutende oder direktiv-transparente Interventionen. Mit jugendlichen oder jungen Erwachsenen verhält man sich anders als mit alternden, kranken oder sterbenden Patienten (▸ Kap. 7). Untersozialisierte, dissoziale Patienten sollten sehr deutlich konfrontiert werden (nicht zuletzt zu unserem eigenem Wohl), traumatisierte, durchlässige und ich-schwache Patienten hingegen benötigen einen sehr vorsichtigen, sanften und stabilisierenden Umgang. Von einer Therapiestunde auf die andere, von einer Gruppentherapiesequenz zur nächsten ändern wir radikal Ton und Timbre, variieren Direktivität und Distanz. Dennoch bleiben wir dabei unverwechselbar die, die wir sind. Wie viele wir dabei sein können oder uns zutrauen, wie unterschiedlich die Facetten sind, die wir leben können, ohne uns zu verstellen, mag individuell variieren und mit persönlichen Vorlieben, Ängsten, Interessen und Abneigungen korrespondieren.
Unter diesen Gesichtspunkten spielt die Ausrichtung der therapeutischen Ausbildung – ob verhaltenstherapeutisch oder psychodynamisch, humanistisch oder neuropsychologisch – eine weniger entscheidende Rolle als die Fähigkeit, sehr unterschiedliche Therapiemodelle nicht nur zu kennen, sondern auch zu integrieren. Eine Einheitstherapie (Grawe 1994) würde die Vielfalt in der Einheit nicht etwa erweitern, sondern durch Auflösung zerstören. Denn mit den teils widersprüchlichen therapeutischen Ansätzen zu leben und zu arbeiten, erfordert eine therapeutische Identität – jenseits der verschiedenen Paradigmen, aber gleichwohl mit einer Herkunftsidentität als Verhaltenstherapeut, Psychodynamiker usw., wie auch als Erzieher, Pflegekraft oder Fachtherapeut. Jeder von uns hat viele Seiten. Identität entsteht durch integrierte Vielfalt, durch Akzeptanz innerer Widersprüchlichkeit. Aus ihr erwächst therapeutische Flexibilität. Wir alle greifen auf einen Pool persönlicher wie professioneller Erfahrungen und Wissensstandards zurück. Es geht um eine persönliche Einheit in der Vielfalt, um einen für alle, aber auch alle für einen.

Dennoch bleibt bei aller Vielfalt ein Kern der psychotherapeutischen Haltung, wie im Folgenden dargestellt – dabei beschränke ich mich auf technische Aspekte und verzichte bewusst auf eine Aufzählung ethischer Gesichtspunkte:

- Respekt vor dem Patienten, seiner Not, seinen Fähigkeiten und Defiziten.
- Taktgefühl bei allen Interventionen.
- Beziehungsorientierung: Vorrang haben das wechselseitige Vertrauen in und die Tragfähigkeit der therapeutischen Beziehung, die Konflikte im Hier und Jetzt vor jenen im Dort und Jetzt und schließlich den historischen im Dort und Damals.
- Wohlwollende, technische Neutralität.
- Wahrhaftigkeit und Wahrheitssuche.
- Freundliche Neugier (wir lehren das Fragen, weniger die Antworten).
- Die Freude an der Entdeckung (wir lehren das Staunen, ▸ Kasten »Mr. Spock«).
- Erläuterung von Prozess und Vorgehen (wir lehren keine Modelle, sondern psychological mindedness (psychologische Sensibilität)[2], keine Ziele, sondern eine Art zu denken und zu handeln, wie man zu Zielen gelangt).
- Tradition der Aufklärung: Es gibt keine grundsätzlichen Tabus bei Fragen und Antworten. Paradigmatisch ist die Frage »Wieso eigentlich?«

---

2 Eigentlich die Fähigkeit zur Selbstprüfung, Selbstreflexion, Introspektion und persönlicher Einsicht. Hierzu gehört auch die Fähigkeit zum symbolischen Denken (»als ob«).

- Relative Ideologiefreiheit: Psychotherapie ist nicht ahistorisch oder statisch, sie findet im aktuellen gesellschaftlichen Kontext statt. Wir vermitteln keine Ideologien, sondern Instrumente, sie im Bewusstsein oder Unbewussten zu erkennen.
- Vorurteilsfreiheit und Gleichheit: Uns trennt lediglich unsere Rolle von unseren Patienten. Einen Unterschied bei Religion, Hautfarbe, sogenannter Rasse, Herkunft oder Einkommen, Geschlecht oder sexueller Identität oder Orientierung machen wir nicht.
- Demut und die Universalität des Leidens: Wir sind uns bewusst, dass das Schicksal des Patienten auch unseres sein könnte oder auch – im Angesicht des Todes – irgendwann sein wird.

**Mr. Spock oder die Fähigkeit zu staunen**

Angeblich haben die Vulkanier, zu denen Mr. Spock aus den Star-Trek-Staffeln gehört, keine Emotionen. Das ist natürlich Unsinn, denn mit seinem berühmten wiederkehrenden Ausspruch »faszinierend!« drückt Mr. Spock einen Primäraffekt aus, nämlich Interesse, Neugier oder Erstaunen. Was vielmehr gemeint ist: Die Vulkanier neigen nicht zu sofortigen (moralischen) Urteilen. Mr. Spock repräsentiert eine grundlegende psychotherapeutische Haltung, nämlich die des wertneutralen Staunens. Staunen eröffnet die Möglichkeit, sich interessiert zu erkundigen und dabei nicht durch rasche Bewertungen vom eigentlichen Ziel der Exploration abgebracht zu werden. Wir betreten Neuland, ein fremdes Universum sozusagen. Um die Lebensbedingungen des noch fremden und stets ein wenig unbekannt bleibenden Universums besser zu begreifen, lohnt es, bei dieser Haltung des Staunens zu bleiben, um nicht nur die vom Patienten gemachten Äußerungen zu verstehen, seine Mimik, seine Körperlichkeit und seine Symptome. Für das Erfassen der Dynamik des Patienten und die impliziten Konsequenzen ist eine wertneutrale Haltung oder, in den Worten Otto F. Kernbergs, technische Neutralität eine Voraussetzung: Was bedeuten die Schilderungen des Patienten? Welche Konsequenzen haben sie? Wenn man die Angaben des Patienten weiter oder zu Ende denkt, was sind die Folgen? Wie wird unser Patient wohl in 5 oder in 10 Jahren leben? Oder am Ende seines Lebens? Können wir ihn damit konfrontieren? Oder wieso eigentlich nicht?

## Die Wiedererlangung der Naivität als staunende Begegnung

Die Haltung von Vorurteilsfreiheit jenseits platter Ideologien eröffnet die Möglichkeit, a priori wenig oder nichts zu wissen und daher mit freundlichem Interesse Fragen zu stellen: Wie sorgen Sie für ihre Sicherheit bei im Internet verabredeten One-Night-Stands? Woher bekommen Sie das Geld für ihren Drogenkonsum, Ihr Glücksspiel, Ihre Kaufsucht? Wieso glauben Sie eigentlich, Ihre Mutter mindestens einmal täglich anrufen zu müssen? Wieso sind Sie eigentlich für das Wohlergehen Ihrer Eltern, Kinder, Partner maßgeblich verantwortlich? Wieso präferieren Sie eigentlich Analverkehr?

Die zentrale psychotherapeutische Frage »Wieso eigentlich?« repräsentiert diese Vorurteilsfreiheit, die es ermöglicht, simple Fragen aufzuwerfen, die sonst aus Hemmungen, fälschlichen Vorannahmen, Theorielastigkeit oder Scham- oder Schuldgefühlen gar nicht erst ins Bewusstsein dringen.

Es geht also um ein quasi fröhliches Sich-Einlassen mit Fragen, die oft ein unmittelbares Verstehen des Patienten ermöglichen oder dem Patienten überraschende neue Perspektiven eröffnen – freilich nicht immer von Freude begleitet.

> In einer Tagesklinik einer großen psychiatrischen Einrichtung wird eine Patientin mit Binge-Eating behandelt. »Es passiert mir immer wieder« – eine typische Formulierung, die jede persönliche Verantwortung von sich weist. Das Team ist immerhin von der Patientin soweit informiert, dass es unter anderem um bis zu zehn Tafeln Schokolade geht. Wenn man die Dinge jedoch konsequent mitdenkt, muss man sich überlegen, wann die Patientin die notwendigen Vorräte heranschafft, wo sie dies tut, ob sie aus Scham unterschiedliche Geschäfte oder immer die gleichen aufsucht, wann sie beschließt, entsprechend »einkaufen zu gehen« usw. Diese scheinbar banalen Fragen lassen einen in die Welt der Patientin eintauchen, mit dem Ergebnis, dass man mit ihr bis zu dem Zeitpunkt gelangt, wo die Patientin beschließt (!), ihre Vorräte aufzufüllen, um sicherzustellen, dass sie hernach einen Essanfall vollziehen kann. Auf diese Weise deckt man die im Vorfeld gefallenen bewussten und von Verantwortung getragenen Entscheidungen der Patientin auf. Staunend folgen wir der Patientin durch ihren Tag, der in hohem Maße von Planung und Durchführung der Essanfälle bestimmt ist.

Der Begriff des Widerstands, mit dem man möglichst zurückhaltend hantieren sollte (Fürstenau 1994; Hilgers 2013), macht bei solchen Gesprächen durchaus Sinn, denn voraussichtlich wird sich ein Patient heftig gegen die minutiöse Aufdeckung seines Verhaltens und der damit verbundenen bewussten Steuerung durch das Ich zur Wehr setzen. Offensichtlich wird, dass es eben nicht »passiert«, sondern dass der Patient in einem mehr oder weniger abgespaltenen Bereich zielgerichtete Handlungen vornimmt, die sein Symptom aufrechterhalten. Doch was hindert uns, auch dies freundlich-staunend zur Kenntnis zu nehmen und den Patienten einzuladen, am Staunen teilzuhaben?

Das Staunen sollte sich also nicht nur auf uns als Behandler beschränken, sondern eine freundliche Einladung darstellen: nicht entwertend, beschämt, schuldbeladen oder streng auf Eigenes zu schauen, sondern wie wohlwollende Freunde oder Eltern mit Milde und Interesse.

## Zum Schluss: Von der Schwierigkeit, sich bewusst verrückt zu verhalten

Dieses Kapitel beschäftigte sich mit der Frage, wie es gelingen kann, sich in unserem Beruf einigermaßen »normal« zu verhalten. Doch zur Normalität gehören im Alltag auch allerlei Verrücktheiten, die jeder von uns in sich trägt und bisweilen lebt. Allerdings wollen wir damit nur ungern gesehen werden, weder von anderen noch – fast schlimmer – von uns selbst. Um jedoch die Dynamik zwischenmenschlicher Prozesse zu erfassen, Patienten mit ihren Absonderlichkeiten zu verstehen und uns selbst in Interaktion mit ihnen zu begreifen, bedarf es gelegentlich eines wiederum »fröhlichen« Eintauchens in das, was wir gerade noch als unverständlich, abwegig, skurril oder eben verrückt erlebten. Normal, lebendig und flexibel zu sein, bedeutet also oftmals, sich durch Verhalten und Erleben auf die scheinbaren oder tatsächlichen Verrücktheiten unserer Patienten einzulassen. In Supervisionen geschieht dies manchmal durch Übertreibungen, bewusste und mit herzhaftem Lachen quittierte Überzeichnungen, die bisher Unverstandenes schlaglichtartig begreiflich machen. In meinem letzten Praxistipp dieses Kapitels möchte ich für bewusste Verrücktheiten plädieren, die uns zu einem ganz normalen Verständnis führen können.

**Praxistipp**

### Nix verstehen? Imitieren Sie den Patienten!

Alltag im therapeutischen Geschäft ist, wenig oder nichts zu verstehen, staunend (▸ Kasten Mr. »Spock« S. 16) vor einem Verhalten, einem Symptom oder schlicht einem Phänomen zu stehen. Man begreift den Patienten, die therapeutische Beziehung oder die Art des Patienten, mit sich zu sein und zu leben, nicht. Geschweige denn seine außertherapeutischen Beziehungen. In seinem faszinierenden Buch über Psychoanalyse, Kunstgeschichte und Neurowissenschaften beschreibt Eric Kandel (2012), wie der Wiener Maler Oskar Kokoschka (1886–1980) Porträts schuf, indem er sich in seine Modelle hineinversetzte und ihre Mimik imitierte. Verblüffenderweise gelang es ihm so, einen kommenden Schlaganfall des Chefs der Züricher Psychiatrie Burghölzi – und zwar seitengerecht – malend vorwegzunehmen, ebenso wie die aufkommende Psychose des Literaturwissenschaftlers Ludwig Ritter von Janikowski. Der Kunsthistoriker Ernst Gombrich (1909–2001) vermutete, Kokoschkas Einfühlungsvermögen beruhe auf den eigenen (empathischen, also spiegelnden) Muskelerlebnissen. Unbewusst reagieren wir mit simulierenden Gesichtsmuskelbewegungen auf die Emotionen unseres Gegenübers. Komplexes Verstehen (oder auch Nichtverstehen) setzt partielle Imitation der anderen Person voraus. Diese eigene spiegelnde muskuläre oder auch motorische Reaktion interpretieren wir durch Selbstreflexion. Was liegt also näher, als diesen ohnehin stattfindenden Prozess zu forcieren, die Imitation bewusst vorzunehmen oder gar zu übertreiben?

Mit manchen Patienten kann man das gemeinsam in der Stunde tun, bei vielen, die sich auf den Arm genommen fühlen würden, jedoch nicht. Nichts spricht aber dagegen, Laute, Bewegungen, Gesichtsausdrücke z. B. vor dem Spiegel jenseits der Therapiesitzung zu imitieren und sich zu fragen, was mit einem passiert oder wie man sich fühlt: Was drücke ich gerade aus? Was vermeide ich?

Gleiches gilt für Supervisionssitzungen in Teams: Ich lasse mir den Patienten – ob erwachsen oder minderjährig – »vormachen«. Allein das führt bereits dazu, dass wir alle spiegelnd ähnliche Gesichtsausdrücke oder muskuläre Körperhaltungen einnehmen und dem Zustand des Patienten näherkommen. Allerdings setzt das voraus, dass man keine Angst davor hat, sich verrückt zu verhalten, oder um den Patienten besser zu verstehen, sich einen Moment lang noch übertriebener zu geben, als es der Patient schon tut. Ist diese Peinlichkeitsgrenze überwunden, betritt man im günstigsten Fall eine bisher wenig bekannte Welt: »Faszinierend!«, hätte Mr. Spock aus dem Star-Trek-Universum gesagt.

# 2 Wie geht eigentlich Psychotherapie?

## 2.1 Fragen des Patienten

Ein etwas antiquierter Psychoanalyse-Witz geht wie folgt: In der letzten probatorischen Sitzung fragt der Analytiker: »Haben Sie noch irgendwelche Fragen?« Der Patient: »Äh, im Moment nicht, wieso?« Der Analytiker: »Ab der nächsten Stunde beantworte ich keine Fragen mehr.«

Psychotherapie, ob psychodynamisch orientiert oder verhaltenstherapeutisch, ist der Tradition der Aufklärung verbunden: Es geht um die Emanzipation des Patienten von inneren wie äußeren Konflikten, der Erkenntnis unbewusster oder maladaptiver Verhaltens- und Erlebnisweisen, die Verbesserung der äußeren Beziehungen zu Freunden, Kollegen und Partnern wie auch der inneren Beziehung zu sich selbst. Was also liegt näher, als den Patienten in den Prozess und seine Wirkungsweisen einzubinden, und was läge ferner, als ihn unwissend zu halten und sich als Guru aufzuspielen!

Viele Patienten fragen sich, wie eigentlich Psychotherapie geht. Manchmal trauen Sie sich auch, diese Frage laut zu stellen. Im Rahmen verhaltenstherapeutischer Verfahren fällt die Beantwortung sicher leichter und weniger verwirrend aus als bei psychodynamischen Settings. Je mehr bereits in der Sprechstunde und Probatorik Übertragungsphänomene zur Sprache kommen (was unbedingt anzuraten ist), desto mehr ähnelt die spätere Therapie den probatorischen Sitzungen. »Eigentlich so, wie unsere bisherigen Sitzungen«, könnte man also antworten oder auch »Sie erleben es gerade«. Oft möchten Patienten darüber hinaus aber wissen, wie und wieso Psychotherapie bei ihnen eigentlich wirken soll. Im Sinne der obigen Bemerkungen über Aufklärung und Emanzipation spricht nichts dagegen, Patienten auch im Verlauf wesentliche Mechanismen zu erklären oder Transparenz über das eigene Vorgehen zu schaffen. Vor jeder Operation erwarten wir Aufklärung vom Anästhesisten und vom Operateur. Im Gegensatz zur Behandlung unter Vollnarkose können unsere Patienten jederzeit Fragen stellen oder den bisherigen Verlauf mit uns bilanzieren. Der wesentliche Unterschied zum chirurgischen Eingriff besteht also hier darin, dass die Behandlung mit wachsendem Bewusstsein zu erfolgen hat.

Lediglich dann, wenn der Patient zu Intellektualisierungen neigt und mittels Theoretisieren vom eigentlichen therapeutischen Geschehen abzulenken geneigt ist, wäre ein Hinweis genau darauf sinnvoll. Doch auch diese Intervention kann man wiederum erläutern, mit den Worten: »Das ist so eine persönliche Art von Ihnen, häufig dann, wenn Sie von Themen erfasst und emotional berührt werden könnten, sich durch Theorien in Sicherheit zu bringen. Ich schlage vor, ich erläutere Ihnen die Antwort, nachdem wir das Thema geklärt haben.« Solche Hinweise laufen nicht Gefahr, den Patienten durch Zurückweisung zu beschämen, nehmen sein Anliegen ernst, ohne sich auf die Abwehr einzulassen.

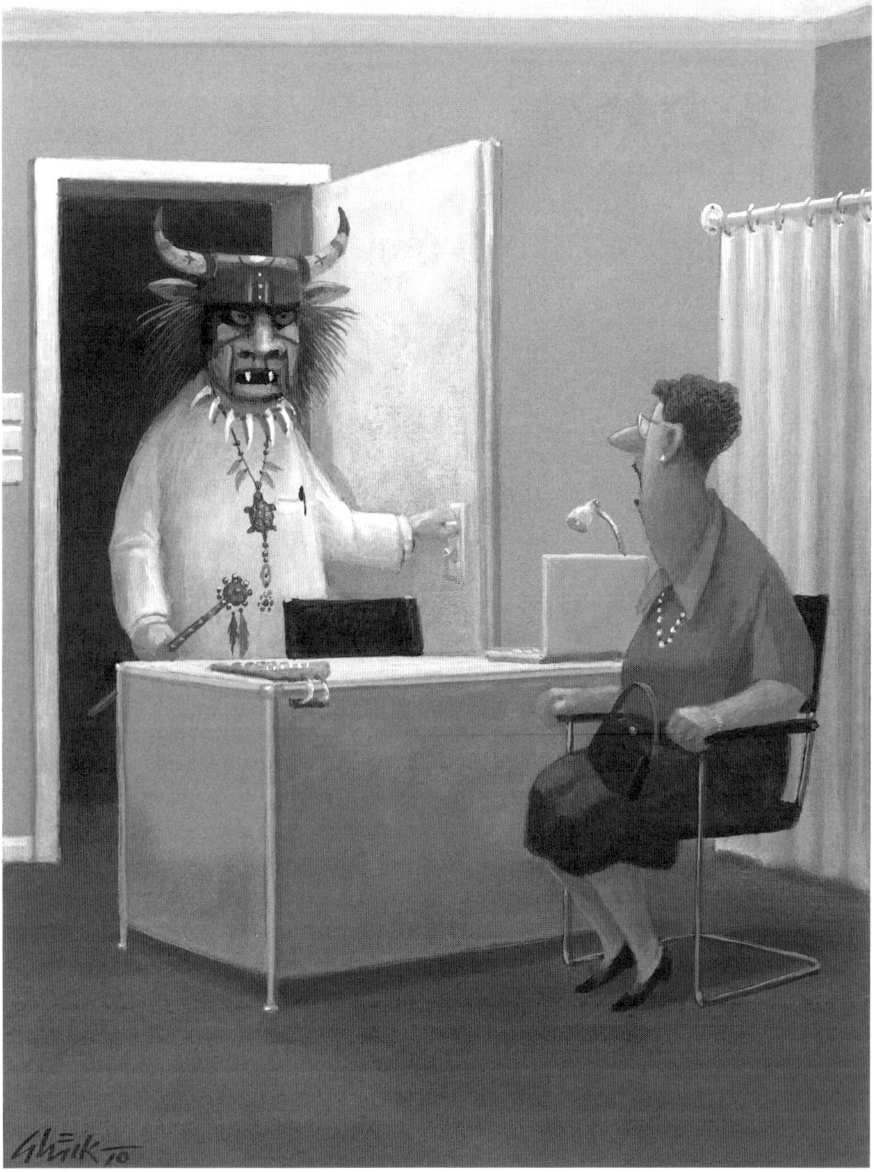

**Abb. 2-1** Schon das Auftreten des Arztes kann therapeutische Wirkung haben.
© Gerhard Glück

Dennoch, viele Fragen sind mehr als berechtigt, denn immerhin geht es dem Patienten um seine Gesundheit und die Ungewissheit, ob er beim Behandler gut aufgehoben ist und dieser sein Handwerk versteht. Tut er das, spricht nichts dagegen, dass auch der Patient etwas vom Handwerk des Therapeuten zu verstehen beginnt.

Denn nur dann kann der Patient ansatzweise beurteilen, ob das angewendete Verfahren passend, die Interventionen sachgerecht und die Haltung des Therapeuten ethisch und menschlich angemessen sind. In der Probatorik oder der Sprechstunde müssen also Patienten mit sehr geringem Wissen eine sehr komplexe Situation zu beurteilen versuchen und zudem prüfen, ob die Chemie zwischen ihnen und dem Psychotherapeuten stimmt.

Was liegt also näher, als mit dem Patienten über seine Fragen und solche, um deren Existenz er noch gar nicht weiß oder deren Tragweite er nicht beurteilen kann, vor Therapiebeginn zu sprechen? Und selbstverständlich sollte man klarstellen, dass Fragen auch während des Therapieprozesses jederzeit möglich sind. Den Fanatikern der reinen Übertragungsbeziehung sei gesagt, dass man nicht jede Frage direkt und erschöpfend beantworten muss, alle Fragen aber innerhalb der Übertragungsbeziehung ihren Sinn ergeben. Wieso sich also nicht offen für Fragen zeigen, die man teils umfassend, teils partiell und teilweise – so sie z. B. Grenzen überschreiten – gar nicht beantwortet. Um sie im nächsten Moment mit der Gegenfrage zu quittieren, was es eigentlich mit der Frage im Rahmen der therapeutischen Beziehung auf sich hat.

> Eine Psychotherapie ist für einen Patienten ein riskantes Unterfangen, dessen Ausgang ungewiss und dessen Verlauf sich recht abenteuerlich gestalten können. Eher sollte man einen Patienten darauf aufmerksam machen, wenn er überhaupt keine Fragen stellt, sich also wenig vor möglichen Gefahren schützt und sein initiales Vertrauen nicht auch vorsichtig überprüft.

## 2.2 Aufklärung

### Notwendigkeit der Aufklärung

Eine Diskussion mit dem Patienten über die anstehende geplante Psychotherapie, ihre Alternativen, die möglichen Risiken und Nebenwirkungen (Kächele u. Hilgers 2013) findet immer noch kaum oder nicht ausreichend statt. Das liegt nicht zuletzt an der verbreiteten Unkenntnis von Psychotherapeuten über die möglichen Fehlentwicklungen im Rahmen einer Therapie (▸ folgender Kasten). Merke: Aufklären kann nur, wer als Behandler über Risiken, Schäden und Nebenwirkungen von Psychotherapie umfassend informiert ist.

Selbstverständlich sollte man Patienten über die Diagnose, die Indikation, die Differenzialindikation, also mögliche Alternativen der Behandlung frühzeitig informieren. Dazu gehört auch, Patienten zu ermutigen, probatorische Sitzungen bei Kollegen wahrzunehmen, um nicht nur eventuelle andere Sichtweisen, sondern auch andere therapeutische Stile kennenzulernen. Die dort gemachten Erfahrungen sind gut nutzbar, wenn man sich freundlich-interessiert erkundigt, wie es bei der Kollegin war, und fragt: »Können wir daraus etwas lernen?« Das gilt auch, wenn der Patient negative Erfahrungen berichtet, da so eventuelle negative Übertragungsreaktionen frühzeitig sichtbar und vor allem besprechbar werden. Kommt es dann im Verlauf zu ähnlichen Phänomenen, kann man auf die Initialerfahrungen des Patienten bei der Probatorik zurückgreifen und darauf aufmerksam machen, dass es sich offenbar um ein generelles Problem in Beziehungen handelt, »das wir ja seinerzeit sozusagen schon aus der Ferne kennengelernt haben«.

Allerdings reagieren manche Kollegen gekränkt oder eifersüchtig, wenn Patienten mehrere Behandler zur Probatorik aufsuchen und glauben darin gleich pathologische Beziehungsmuster zu entdecken, etwa die Unfähigkeit, feste Bindungen einzugehen oder die Neigung, destruktive Dreiecksbeziehungen nach ödipalem Muster zu wiederholen. Das mag gelegentlich so sein; die meisten Patienten haben jedoch ganz andere Probleme, nämlich überhaupt einen Termin zu erhalten und jemanden zu finden, »mit dem sie können«. Es empfiehlt sich also, die Eigenverantwortlichkeit des Patienten wertzuschätzen als ein Kriterium, dass natürlich auch für späteren Therapieerfolg (im Gegensatz zu übermäßiger Dependenz) spricht.

In einer Befragung von Märtens und Petzold (2002) wurden Vertreter verschiedener Therapieverfahren (Familientherapie, Psychoanalyse, Psychodrama, Gesprächs-, Gestalt-, Verhaltenstherapie) nach typischen Nebenwirkungen ihres Verfahrens befragt:

- 43 % verweigerten die Antwort.
- 34 % benannten Vorstellungen zu schulenspezifischen Nebenwirkungen.
- 13 % benannten stattdessen positive Effekte (Verkehrung der Frage ins Gegenteil)!
- 10 % machten Aussagen, die wegen ihrer ambivalenten Formulierungen nicht klar zuzuordnen waren.

Kurz: Ein Patient mit maladaptiven Schemata zur Bewältigung der Realität trifft mit erheblicher Wahrscheinlichkeit auf einen Therapeuten, der über maladaptive Schemata hinsichtlich seiner Berufskompetenz (Früherkennung von Therapieschäden oder negativer Nebenwirkungen) verfügt.

Psychotherapeuten haben eine Aufklärungspflicht, die in der Berufsordnung geregelt ist:

**Berufsrechtliche Bestimmungen gemäß der Musterberufsordnung der Bundespsychotherapeutenkammer vom 10.11.2007**

§ 7 Aufklärungspflicht

1. Jede psychotherapeutische Behandlung bedarf der Einwilligung und setzt eine Aufklärung voraus. Anders lautende gesetzliche Bestimmungen bleiben davon unberührt.
2. Psychotherapeutinnen und Psychotherapeuten unterliegen einer Aufklärungspflicht gegenüber Patientinnen und Patienten über Indikation, Art der Behandlung, Therapieplan, gegebenenfalls Behandlungsalternativen und mögliche Behandlungsrisiken. Die Aufklärungspflicht umfasst weiterhin die Klärung der Rahmenbedingungen der Behandlung, z. B. Honorarregelungen, Sitzungsdauer und Sitzungsfrequenz und die voraussichtliche Gesamtdauer der Behandlung.
3. Die Aufklärung hat vor Beginn einer Behandlung in einer auf die Befindlichkeit und Aufnahmefähigkeit der Patientin oder des Patienten abgestimmten Form zu erfolgen. Treten Änderungen im Behandlungsverlauf auf oder sind erhebliche Änderungen des Vorgehens erforderlich, ist die Patientin oder der Patient auch während der Behandlung darüber aufzuklären.

4. In Institutionen, in Berufsausübungsgemeinschaften, Kooperationsgemeinschaften und sonstigen Organisationen arbeitende Psychotherapeutinnen und Psychotherapeuten haben darüber hinaus ihre Patientinnen und Patienten in angemessener Form über Untersuchungs- und Behandlungsmethoden, über den Ablauf der Behandlung, über besondere Rahmenbedingungen sowie über die Zuständigkeitsbereiche weiterer, an der Behandlung beteiligter Personen zu informieren.

In diesem Abschnitt geht es um Aufklärung über verschiedene Aspekte der Psychotherapie. Wir sprechen von Risiken und Nebenwirkungen, von Schäden und Misserfolg. Doch was verstehen wir genau unter all diesen Begriffen? Folgender Definitionskasten gibt einen Überblick.

**Definition**

*Risiken* einer therapeutischen Behandlung sind mögliche negative Folgen, also keine Verbesserung oder Verschlechterungen bei Eingangssymptomen oder neue Beschwerden sowie ungünstige Nebenwirkungen.
*Schäden* einer psychotherapeutischen Behandlung sind Verschlechterungen trotz korrekter Indikation und Technik ohne Fehler des Behandlers.
Davon sind *Schädigungen* zu unterscheiden, die im Kontext mit Übergriffen des Behandlers auftreten. Sie werden hier nicht behandelt.
*Verschlechterungen* beziehen sich auf

- die Eingangssymptomatik;
- das definierte Behandlungsziel;
- das Auftreten neuer, anhaltender und unerwarteter Symptome;
- eine massive Verschlechterung bereits bestehender Beeinträchtigungen, die für den Patienten von erheblichem Nachteil sind (Hoffmann et al. 2008, S. 5).

*Nebenwirkungen* sind Auswirkungen therapeutischer Angebote bei korrekter Indikation und Technik, jedoch nicht Ziel der jeweiligen Methode, ihrer Differenzialindikation und ihrer Rahmenbedingungen. Nebenwirkungen können positiv wie negativ sein.
*Misserfolg* ist das gänzliche Ausbleiben der erwünschten Hauptwirkung bei gleichzeitigem Fehlen von Schäden oder negativen Nebenwirkungen (im Sinne einer Verschlechterung der Befindlichkeiten, des Funktionsniveaus oder der sozialen Umstände im Zusammenhang mit der durchgeführten Maßnahme).

Ich möchte zum Ende dieses Abschnitts ein Koan der Psychotherapeutenkammer NRW vorstellen. Was ist ein Koan? Es ist eine logisch meist unlösbare Frage eines Zen-Meisters an seine Schüler, etwa: »Was ist das Geräusch von einer Hand, die klatscht?« Die Möglichkeiten logischen Denkens enden, doch kann das Meditieren über das Paradoxon Perspektiven jenseits der Logik eröffnen. Und jetzt zum Koan der Psychotherapeutenkammer NRW:

In einem Schreiben teilt mir die Justiziarin der Kammer mit, dass

- auch probatorische Sitzungen[3] Teil der Behandlung sind,
- die Aufklärung des Patienten vor Beginn der Behandlung stattzufinden habe,
- die Aufklärung auf Befindlichkeit und Aufnahmefähigkeit des Patienten abzustimmen sei.

Auch nach längerer Meditation bleibt mir verschlossen, wie die Aufklärung des Patienten angemessen vor Beginn der Behandlung stattzufinden habe, wenn bereits mit dem ersten Kontakt die Behandlung begonnen hat. Dynamische Psychotherapie ist definitionsgemäß ergebnisoffen, weshalb die Einschätzung der Therapiedauer heikel ist.

### Aufklärung über Alternativen und formale Aspekte

Grundsätzlich ist der Patient über mögliche Alternativen in Kenntnis zu setzen. Alternativen sind *keine* Behandlung, Verhaltenstherapie, Tiefenpsychologisch fundierte Psychotherapie, analytische Therapie oder Systemische Therapie, eventuell auch weitere Verfahren wie z. B. Biofeedback, Autogenes Training (AT), Progressive Muskelentspannung (PMR), Sozialtherapie. Sie sind auch zu informieren über mögliche Settings, also Gruppen- versus Einzelbehandlung, ambulant versus stationär, ebenso über Fragen der Frequenz, der Behandlungsdauer, der Kosten oder der Richtlinienpsychotherapie. Auch eine eventuelle medikamentös flankierende Therapie oder die Notwendigkeit der Beibehaltung bestehender psychopharmakologischer Behandlung sind zu erörtern.

Insbesondere ist das Antrags- und Gutachterverfahren zu erläutern. Patienten sollten darüber hinaus über die Nachteile, die sich aus einer kassenfinanzierten Behandlung ergeben, aufgeklärt werden, da sie künftig – in der zynischen Sprache der Versicherungen – als »schlechte Risiken« bei Risikolebensversicherungen gelten, was zum Ausschluss bestimmter Risiken, wenn nicht gar zur Ablehnung des Antrags z. B. auf eine Risiko- oder Berufsunfähigkeitsversicherung führen kann.

Die Schweigepflicht des Behandlers oder die Verschwiegenheit von Gruppenteilnehmern (▸ Kap. 6) sollten dargelegt werden. Letztere ist am besten mit einer schriftlichen Erklärung aller Teilnehmer sicherzustellen, da es keine gesetzliche Regelung für die Schweigepflicht von Gruppenpsychotherapiepatienten gibt.

### Risiken

Zu Risiken von Psychotherapie zählen z. B. mögliche körperliche wie psychische Beschwerden (z. B. Dekompensationen), besonders bei bestehenden Beeinträchtigungen oder chronischen Krankheiten. Patienten mit Morbus Crohn oder Colitis Ulcerosa beispielsweise können besonders sensibel auf emotionale Belastungen

---

3 Dies galt vor der Reform der Psychotherapie-Richtlinien, also vor Einführung der Sprechstunde. Die Aussagen scheinen mir jedoch sinngemäß Fortbestand zu haben.

der Therapie reagieren. Eine Probetherapie (Kurzzeittherapie zur Überprüfung der Indikation auf Langzeittherapie) kann hier hilfreich sein.

**Beispiel für uneindeutige Indikationsfragen: Indikation und Risiko bei der Posttraumatischen Belastungsstörung**

Im deutschsprachigen Raum besteht weitgehend Einigkeit darüber, dass bei Vorliegen einer Posttraumatischen Belastungsstörung vor der Exposition eine Stabilisierungsphase zu erfolgen habe, derweil jedoch internationale Fachgesellschaften unmittelbare Konfrontation ohne umfangreiche Stabilisierung empfehlen (Neuner 2008). Während also einerseits das Risiko von Retraumatisierungen und Intrusionen mit bleibenden Schäden hervorgehoben wird, erklärt Neuner, dass bereits die betonte Notwendigkeit einer umfassenden Stabilisierungsphase die latente Botschaft enthalte, es sei sehr gefährlich, sich mit dem Trauma auseinanderzusetzen. Zudem unterstütze dies eventuelle Vermeidungshaltungen des Patienten oder vermittle gar den Eindruck, der Therapeut wolle oder könne sich die Exposition mit dem Trauma nicht zumuten.

Im Einzelfall wird es natürlich schwierig sein, sich für eine der beiden Vorgehensweisen zu entscheiden, was erneut dafür spricht, Patienten aktiv und selbstverantwortlich in die Therapieplanung einzubinden, indem man ihnen mit den kontroversen Forschungsergebnissen vertraut macht.

Vergleichbares gilt für andere komplexe Störungsbilder, bei denen nicht ein singuläres Symptom, wie z. B. eine Angst oder Zwangsstörung behandelt werden soll. Und selbst in diesen Fällen wird man die Einbindung der Angehörigen berücksichtigen müssen – also den sekundären Krankheitsgewinn – und mit dem Patienten erörtern.

### Unerwünschte Nebenwirkungen

Behandlungen führen zunächst häufig zu einer emotionalen Labilisierung: Es können passagere Konzentrations- und kognitive Leistungsprobleme auftreten. Daher sollten Patienten besonders darauf aufmerksam gemacht werden, dass unmittelbar nach einer Stunde oder Gruppensitzung eine verminderte aktive wie passive Tauglichkeit im Straßenverkehr besteht.

Bestehen Sucht- oder Selbstverletzungsdruck und latente Suizidalität, können sich diese verstärken. Besteht eine gute therapeutische Allianz, sollte man dem Patienten – eventuell schriftlich – das Versprechen abnehmen, solche Symptome sofort anzusprechen. Allerdings tragen Absprachen eher nicht, wenn der Patient sehr verschlossen, uneinschätzbar ist und wenig in Beziehung tritt. Dennoch werden Antisuizidverträge stationär wie ambulant häufig auch unter solchen ungenügenden Voraussetzungen getroffen, dienen dann aber eher der Beruhigung der Behandler und ihrer juristischen Absicherung – was durchaus »legitim« ist.

Patienten lernen unter günstigen Bedingungen in der Therapie einen angemessenen Umgang mit Selbstöffnung und Verschlossenheit. Dieses »Format« der Beziehungsgestaltung ist jedoch nicht ohne weiteres auf außertherapeutische Kontakte anwendbar. Meist macht es Sinn, Patienten darüber aufzuklären, dass es entlastend für Angehörige ist, etwas über die Inhalte zu erfahren, jedoch nicht en detail. Bei dependenten Patienten mag es sogar umgekehrt sein: Zunehmende Autonomie kann sich in angemessener Selbstverschlossenheit zeigen. Inflationäre Schilderungen von Selbstbefindlichkeiten gegenüber Dritten als neue Norm des Umgangs sind in jedem Fall ein Therapieschaden.

Zu den häufigsten unerwünschten Nebenwirkungen sind Belastungen von Partnerschaften und Freundschaften bis hin zum Zerbrechen von Beziehungen zu zählen (▸ nächster Abschnitt).

Das neue – selbstbewusstere und konfliktfreudigere – Auftreten des Patienten kann zum Verlust des Arbeitsplatzes oder von Geschäftsbeziehungen führen. Trauerreaktionen als zeitweilige Verschlechterungen sind so lange konstruktiv, wie sie eine Regression im Dienste des Ich zur Bewältigung von Vergangenem, Verlusten oder neuen Erkenntnissen dienen. Dazu können auch zeitweilige Albträume oder Flashbacks (ohne Vorliegen einer Posttraumatischen Belastungsstörung) gehören.

## Risiken und Schäden für Beziehungen und Angehörige

Zu den häufigsten Nebenwirkungen von Psychotherapie zählen Gefährdungen von Partnerschaften, Bindungen zu Angehörigen, also Freunden, Eltern, Verwandten, aber auch den eigenen Kindern. Bei erfolgreichen Behandlungen geht man von einem Generalisierungseffekt auch jenseits des definierten Behandlungsziels aus: Die allgemeine Beziehungs- und Konfliktgestaltung verbessert sich. Doch sowohl bei erfolgreichen wie misslingenden Behandlungen ist mit erwünschten wie unerwünschten Nebenwirkungen auf Partnerschaften, Familie und Kinder oder Beruf und Schule zu rechnen. »*Unter naturalistischen Erwägungen als kritisch oder negativ betrachtete Lebensereignisse wie Trennungen, Scheidungen, Kündigungen am Arbeitsplatz können im psychotherapeutischen Kontext die beste aller schlechten Optionen darstellen oder sogar zu den explizit zu erreichenden Therapiezielen gehören.*« (Freyberger u. Spitzer 2013, S. 37)

Andererseits tut man gut daran, sich nach dem Befinden der Angehörigen, besonders bei Minderjährigen zu erkundigen und ggf. Angehörige zu gemeinsamen Sitzungen einzuladen. Gelegentlich verbinde ich das mit einem Anerkenntnis der sicher nicht immer einfachen Situation der Angehörigen und lasse ihnen in dem Sinne einen Gruß ausrichten. Oft entspannt das die häusliche Situation und führt zu einer besseren Kooperation der Angehörigen, ohne dass man sie hierzu eingeladen haben muss. Grundsätzlich ist also auf die mögliche Labilisierung von sozialen Beziehungen hinzuweisen.

Minderjährige, besonders Kinder, spüren die Veränderungen des Patienten, die sie jedoch zumeist nicht einzuordnen wissen. Regressive Phasen des Elternteils (und damit zumeist auch eine Belastung des anderen Elternteils) können zu erheblichen Schädigungen von Minderjährigen führen, die eventuell sofort oder später ebenfalls therapeutische Hilfe benötigen. Die Sorgfaltspflicht des Behandlers umfasst daher auch die Beachtung der Entwicklungen »zu Hause«, besonders der Kinder des Patienten. Gegebenenfalls muss sich der Behandler nicht nur immer wieder erkundigen, sondern auch Schritte verlangen oder einleiten, die geeignet sind, die Betroffenen zu schützen.

Besonders bei Gruppenbehandlungen fürchten Partner zu Recht, dass es zu Intimkontakten, Konkurrenzbeziehungen und der Position des ausgeschlossenen (ödipalen) Dritten kommen könnte. Der Patient stellt damit potenziell seine wichtigsten Kontakte und seine häusliche Existenz infrage. Man kann Patienten vor Beginn der Gruppentherapie auf dieses Risiko hinweisen und betonen, dass eine Gruppe eine besondere intime Atmosphäre beinhaltet, die Sehnsüchte nach umfassenden Verstandenwerden, Verschmelzung und (erotischem) Aufbruch fördern kann. Solche Wünsche statt mit den Angehörigen mit Gruppenmitgliedern auszuleben, ist nicht Sinn der Gruppe, scheitert in den meisten Fällen und hat desaströse Folgen für das eigene soziale Umfeld.

### Besonderheiten bei der stationären Behandlung von Kindern und Jugendlichen

»*Sofern nicht soziale Ängste und großes Heimweh den Klinikaufenthalt dominieren, profitieren viele Kinder und Jugendliche – trotz aller Beschwerden und Konflikte – von den Rahmenbedingungen der Klinik (Reiten, großes Angebot von Spielzeug, Musik- und Ergotherapie, zahlreiche interessante Sozialkontakte, erste Flirts oder neue Lieben, Verfügbarkeit von Ansprechpartnern, Wertschätzung und Aufmerksamkeit)*« (Kächele u. Hilgers, 2013, S. 54). Häufig kommt es daher unter der stationären Behandlung zu einer Entlastung, die jedoch sofort die heikle Frage nach der Attribuierung von Krankheit oder Symptomlinderung aufwirft. Kaum vermeidbar ist dabei die Schuldfrage für Eltern oder Erziehungsberechtigte:

- Bessert sich der Patient, erleben dies Eltern, Erziehungsberechtigte oder Heimeinrichtungsmitarbeiter häufig als implizite Schuldzuweisung.
- Kommt es nicht zu Verbesserungen oder stellen sich Verschlechterungen ein, entlastet dies die Angehörigen kurzfristig vom Schulddruck, meist jedoch zum Preis von Schuldzuweisungen an die Klinik.

Zur Vermeidung dieses Dilemmas empfiehlt sich bei entsprechend strukturierten Angehörigen seine Thematisierung. In allen Fällen ist aber explizite Entlastung von der Schuldfrage indiziert – mit Ausnahme von Verhältnissen mit Missbrauch, offenen Übergriffen oder Verwahrlosung. Entlastend sind Hinweise wie: »Für die Entwicklung eines psychischen Symptoms spielen viele Faktoren eine Rolle, unter anderem auch die Passung zwischen Kindern und Eltern. Für Letzteres tragen weder Kinder noch Eltern die Verantwortung. Gänzlich falsch ist die häufig in der Öffentlichkeit vertretene Ansicht, allein die Eltern trügen die Verantwortung, wenn ihre Kinder eine problematische Entwicklung nehmen. Lassen Sie uns also gemeinsam an der Verbesserung der Umstände arbeiten, die Ihrem Kind günstigere Entwicklungsmöglichkeiten bieten.« Solche Erläuterungen stellen nicht in Abrede, dass die meisten Eltern von minderjährigen psychiatrisch-psychotherapeutischen Patienten mindestens sehr speziell sind. Dies jedoch in seiner Haltung durchschimmern zu lassen, fördert keineswegs die Compliance.

### Aufklärung über Verunsicherung durch Psychotherapie

»Wieso eigentlich?« – die Frage gehört zum Standardhandwerkszeug jedes Psychotherapeuten. Doch die Frage »Wieso eigentlich?« als quasi unbefangene und nichtwertende Erkundigung nach Hintergründen, Beweggründen und vor allem scheinbaren Selbstverständlichkeiten löst aufseiten der Patienten Verunsicherungen und zeitweilige Infragestellungen von bisher Selbstverständlichem aus. Alltägliches und scheinbar Banales ebenso wie zentrale Lebensziele oder Werthaltungen erscheinen plötzlich im besten Sinne des Wortes fragwürdig. Voraussetzungen für das einigermaßen unbeschadete Erleben solcher Irritationen sind Ich-Funktionen wie Spannungstoleranz, Aufschub und die Fähigkeit zum Ertragen von Ambivalenz. Man sollte Patienten darauf aufmerksam machen, dass solche Verunsicherungen und Irritationen natürliche Begleiterscheinung von Psychotherapie sind und es darum geht, einstweilen mit der Vorläufigkeit von Fragen und Erkenntnissen zu leben. Das bedeutet auch einen relativen Aufschub von wichtigen Entscheidungen, d. h. es sollten weder überhaupt keine existenziellen Beschlüsse gefasst und umgesetzt, noch sollten diese spontan und impulsiv realisiert werden. Für die Behandlungsprognose günstig ist also die Fähigkeit, mit Entscheidungen und Handlungen trotz bestehender emotionaler Spannung zu warten.

Allerdings fällt die Beurteilung dieser Sekundärtugenden vor Beginn einer Behandlung nicht immer leicht, was zu Fehleinschätzungen führen kann. Ungünstig wirkt sich in solchen Fällen die Kombination einer mangelhaften Compliance des Patienten bei gleichzeitiger Fehleinschätzung dieser Variablen durch den Behandler aus, wie nachstehendes Beispiel zeigt.

Eine 26-jährige Krankenschwester, die – gegenwärtig arbeitssuchend – sich an ihrer vorherigen Arbeitsstelle gemobbt gefühlt hatte, kommt zur Behandlung. Sie berichtet von gelegentlichem Cannabis-Konsum, den sie jedoch wegen der Therapie verspricht einzustellen. Sie wohnt allein, eine Partnerschaft besteht nicht, jedoch offenbar lockere sexuelle Kontakte. Sie sei bei den Großeltern aufgewachsen, damit die Mutter hätte arbeiten können. Nach dem Tod der Großmutter übernahm der Großvater die Erziehung. Bereits in den ersten Stunden der Therapie erfährt die Patientin durch kaum zu stoppende Anrufe des Vaters, dass der von der Patientin idealisierte Opa die Mutter über Jahre sexuell missbraucht habe. Die Mutter rufe ebenfalls immer wieder an, obgleich die Patientin sie um weniger Kontakt bitte, beschimpfe die Patientin, entwerte sie, z. B. als zu dick, wobei die Mutter selbst stark adipös sei. Die Patientin reagiert auf die fortbestehende Impulsivität der Eltern mit depressiver Regression. Diagnostisch schätze ich die Patientin als depressiv bei narzisstischer Persönlichkeitsakzentuierung ein.
Im Laufe der Behandlung stellen sich immer mehr Probleme um sogenannte Sekundärtugenden, nämlich Disziplin, Aufschub und Impulskontrolle ein. Die Patientin setzt einschießende Impulse meist unmittelbar um. Meine Forderung, sich mit finanziell belastenden Anschaffungen, Gestaltung von Freundschaften mit inflationärer Selbstöffnung und Nähe im Wechsel mit Beziehungsabbrüchen zurückzuhalten, bringt keinerlei Erfolg. Zudem beginnt die Patientin, exzessiv Cannabis zu konsumieren. Eine neue Arbeitsstelle verlor sie, weil sie kaum eine Anweisung ihrer Vorgesetzten unkommentiert ließ und an den Patienten, wie man ihr mitteilte, »zu nah dran sei«. Natürlich zeige sich das Verhalten auch in den Stunden, sodass ich die Patientin beständig darauf hinweise, dass sie mich entweder kaum

zu Wort kommen lässt oder mich ständig unterbricht. Der Forderung, den Drogenkonsum einzustellen, kommt die Patientin nur tageweise nach. Das Karussell des Agierens dreht sich immer schneller, sodass ich den Ereignissen kaum hinterherkomme. Schließlich bestehe ich auf stationärer Behandlung des Cannabis-Konsums mit anschließender Langzeitbehandlung. Bereits während der Akutbehandlung wird die Patientin zweimal wegen Regelverstößen und Agierens disziplinarisch entlassen. Eine Wiederaufnahme der Behandlung lehne ich ab.
Resümee: Gelegentlicher Cannabis-Konsum ist bei jüngeren Erwachsenen durchaus nichts Ungewöhnliches und stellt meiner Meinung nach nicht grundsätzlich eine Kontraindikation vor Aufnahme einer Behandlung dar. Insofern war ich etwas in Reaktanz gegen eine mir zu rigide erscheinende Forderung der Richtlinientherapie geraten, die grundsätzliche Abstinenz vor Behandlungsbeginn oder ggf. eine Entzugsmaßnahme vorab verlangt. Damit übersah ich aber auch, dass der Drogengebrauch lediglich die Spitze des Eisberges darstellte. Hätte ich regelmäßige Screenings verlangt, wäre mir der viel umfassendere Drogenmissbrauch rasch klargeworden und mit ihm vermutlich auch die mangelhafte Impulskontrolle, die ja weit über den Cannabiskonsum hinausging. Als Fehler erscheint mir auch, dass ich erst nach und nach immer deutlicher das Gesprächsverhalten der Patientin nicht nur ansprach, sondern verlangte, dass sie mich nicht unterbrechen und vor allem auch zu Wort kommen lassen solle. Dies hätte ich bereits in den ersten Sitzungen mit dem Hinweis verbinden können, dass andernfalls eine Behandlung nicht möglich sei. Vermutlich wäre es dann zu einem frühzeitigen Abbruch der Behandlung durch mich gekommen.

## 2.3 Die unvermeidliche Ambivalenz des Therapieerfolgs

Nahezu unvermeidlich ist jedoch eine sich fast regelmäßig einstellende Trauerreaktion unmittelbar nach entscheidenden Verbesserungen oder bei Bilanzierungen eines erfreulichen Verlaufs: Mit der Freude über die neuen Errungenschaften, Möglichkeiten, verbesserten Beziehungen oder Erfolge realisieren Patienten, was sie in den zurückliegenden Jahren versäumten oder an Chancen und Lebensfreude verpassten: »Warum erst jetzt, wieso nicht früher?!« Viele Patienten erleben in der Rückschau Teile der Vergangenheit als »verlorene Jahre«, weil sie erst – nach ihrem Empfinden – spät oder zu spät begannen, ihr Leben zu ändern. Auf die Patientenfrage, wieso sie nicht früher ihr Leben (anders) in die Hand nahmen, kann man tröstend entgegnen: »Weil Sie die Zeit brauchten und das Ihr Weg ist.« Solche etwas buddhistisch anmutenden Äußerungen sind allerdings nicht jedermanns Sache, wie sich überhaupt die Frage stellt, wozu man an dieser Stelle Tröstliches sagen sollte. Bei depressiven Patienten, die ohnehin gern auf das halbleere Glas schauen, kann man darauf abheben, dass sie es ja immerhin jetzt geschafft haben und das Bedauern eher einen kleinen Rückfall in alte Zeiten darstellt.

Manche Lebensentscheidungen können sich als fatal herausstellen, besonders wenn Entwicklungen nicht mehr rückholbar, Verluste nicht kompensierbar und Freundschaften oder Liebesbeziehungen unwiderruflich verloren sind. Je schwerwiegender die Fehlentwicklungen und je älter der Patient (▸ Kap. 7) ist, desto tragischer können Bilanzen ausfallen. Deshalb wäre es ein großer Fehler, mit älteren oder alten Patienten rückschauend »das Leben aufzuarbeiten«. Stattdessen muss es um Perspektiven mit den begrenzten Möglichkeiten gehen, da sich eine Rückschau als buchstäblich lebensgefährlich herausstellen kann. Ein häufiges Versäumnis betrifft diesen möglichen Therapieschaden, den der Patient davontragen oder der zu suizidalen Krisen führen kann. Zu Beginn der Behandlung sind unbedingt die immer auch begrenzten Ressourcen und Entwicklungsmöglichkeiten zu prüfen, um eine verantwortungsvolle Therapieplanung vornehmen zu können.

## 2.4 Umgang mit Fehlern und Nebenwirkungen

### Plädoyer für eine Fehlerkultur

Häufige Ursache von Fehlern und Schäden durch Psychotherapie ist die übertriebene Angst, Fehler zu machen und zu ihrer Vermeidung nach rigiden Regeln und Vorschriften zu greifen, die nirgendwo verschriftlicht sind. Vielmehr werden vormalige Ausbilder oft als strenge Über-Ich-Repräsentanten verinnerlicht, vor denen man sich zeit seines Berufslebens zu rechtfertigen hat. Das entspricht der allgemeinen wie von einem Teil der Fachöffentlichkeit antiquierten oder falsch verstandenen Rezeption der Psychoanalyse als Grundlage von psychodynamischer Therapie.

Problematische Verstrickungen, bei denen natürlich immer auch die Therapeutenvariable eine Rolle spielt, sind unvermeidlich. Was uns weitgehend fehlt, ist eine Fehlerkultur mit Schilderungen scheiternder Behandlungen oder – eine Nummer kleiner – von Fauxpas und Versäumnissen. Allenfalls mit gesenktem Blick und begleitender Scham berichten Kollegen von eigenen Fehlern, Ungeschicklichkeiten und peinlichen Ausrutschern. Dabei können genau diese Fehlleistungen zum wertvollsten Material avancieren, wenn man nicht nur Bedauern gegenüber dem Patienten eingesteht, falls man sich bei einem Lapsus erwischt sieht. Welche Bedeutung haben Fehlentwicklungen oder Fehler für den therapeutischen Prozess, die Beziehung zwischen Patient und Behandler oder im Weiteren für das Leben des Patienten schlechthin? Können Fehler des Therapeuten nützlich und – nach ehrlichem Eingeständnis und Bedauern – für den weiteren Verlauf von Vorteil sein?

Zumeist bekommt man auf Tagungen oder in einschlägigen Publikationen brillante Verläufe präsentiert, allenfalls mit glänzendem Umgang bei Krisen, was wenig hilfreich und eher einschüchternd wirkt. Stattdessen mangelt es an offenem Umgang mit eigenen Fehlern, Fehleinschätzungen, Verstrickungen oder mehr oder weniger »verrückten« Gegenübertragungen. Ein bewundernswertes Gegenbeispiel lieferte Marina Gambaroff (1997) bei einer Tagung der DGPT: Sie schilderte, wie sie nahezu unkontrollierbares erotisches Verlangen nach einem offenbar sonst ziemlich wenig aufregendem Patienten überkam, wenn es um drohende depressive Einbrüche ging. Mit bewundernswerter Offenheit eröffnete sie den Tagungsteilnehmern ihre Verstrickung und die nachfolgenden wenig begeisterten Reaktionen ihres Partners, den sie in ihre sie zunächst sehr verwirrenden Turbulenzen einweihte. Doch solche Gegenübertragungen, die einen selbst am meisten überraschen, sind nicht selten. Wenn man sie zu verstehen versucht, nutzen sie nicht nur der Behandlung, sondern auch einem selbst, da man nicht mehr mit krampfhafter Unterdrückung irritierender Gefühle beschäftigt ist, sondern seine Gegenübertragungen als kreative unbewusste Reaktion willkommen heißen kann (meistens jedenfalls). Ich schildere eine ähnliche Reaktion in anderen Kapiteln (▸ Kap. 4 u. 5).

Es mangelt demnach an

- Beispielen alltäglicher Fehler und deren Bewältigung;
- der Darlegung von unerwünschten Nebenwirkungen;
- der Offenlegung von Verstrickungen mit Therapeutenvariable;
- dem expliziten Modellverhalten der Ausbilder, die in Lehrveranstaltungen, Selbsterfahrung oder Supervision gut daran tun, eigene Fehler einzuräumen und Fehlentwicklungen, Versäumnisse und Misserfolge zu schildern. Das trägt zur Entlastung der ohnehin unter hohem Druck stehenden Ausbildungskandidaten bei.

## Passagere Fehler

Viele unserer Fehler sind alltäglich, passager und nicht von Dauer. Wenn wir sie bemerken oder vom Patienten auf sie aufmerksam gemacht werden (»Meine Mutter ist doch im letzten Jahr verstorben!« oder »Ich habe doch gar keine Schwester!«), empfiehlt sich eine sofortige Korrektur, die Bitte um Nachsicht oder die explizite Bitte um Entschuldigung. Merke: Um Entschuldigung kann man nur bitten. Ob sie gewährt wird, entscheidet das Gegenüber. Die häufige, oft nur genuschelte Formel »Tschuldigung« ist keine solche Bitte, sondern nur eine Entlastung gegenüber eigenen Über-Ich-Spannungen – wenn überhaupt.

Fehler wie die »virtuelle Reanimation« der bereits verstorbenen Mutter oder das aus der Taufe Heben einer nicht existenten Schwester sind peinlich. Die eigene Schamreaktion kann man nutzen, indem man sich nach ihrem langsamen Abklingen (und einer eventuellen Bitte um Entschuldigung) beim Patienten erkundigt, wie er seinen Therapeuten dabei und danach erlebt hat: »Sie haben mich ja gerade bei einem dicken Hund erwischt.« Oder: »Ich habe da gerade einen Fehler bemerkt; wie haben Sie mich dabei und danach erlebt?« Erneut ist es die Modellfunktion des Therapeuten, die aktiv in die Behandlung und die Bearbeitung der Übertragungsbeziehung eingebracht wird. Der Patient kann dabei seine potenzielle Reaktion in vergleichbaren Situationen mit der des Behandlers abgleichen und erleben, dass man auch sehr peinliche Szenen »überleben« kann, wenn man sich ihnen stellt.

## Anhaltende Fehler oder Schäden

Auch bei anhaltenden Missverständnissen, spätem Verstehen einer Schilderung oder ihrer Bedeutung wird der Patient in der Regel erleichtert reagieren, wenn man erklärt, erst zu diesem späten Zeitpunkt einen Zusammenhang verstanden zu haben.

Anders verhält es sich, wenn Fehler zu direkten und nachweisbaren Schäden geführt haben könnten. In solchen Fällen könnten Regressansprüche auf den Behandler zukommen. Allerdings sind direkte Ursache-Wirkungs-Zusammenhänge in der Praxis selten nachweisbar, außer bei direkten Übergriffen des Therapeuten.

Jede dynamische Psychotherapie gleicht einer Individualreise. Was einem auf dem Weg begegnet, ist nur bedingt planbar, Tagesausflüge oder Änderung der Ziele sind immer möglich – wenn auch nicht immer sinnvoll. Veränderungen der Ziele sind zu besprechen. Ebenso tut man gut daran, sich immer wieder erneut nach den Zielen und dem Zweck der Behandlung – quasi unterwegs – zu erkundigen.

## 2.5 Unterwegs – Erläuterungen zum Prozess

In den meisten Behandlungen tauchen eine Reihe von typischen Alltagsschwierigkeiten auf, die man am besten erläutert, damit der Patient künftig bessere Chancen hat, Fehlentwicklungen und Missverständnisse zu erkennen. In jedem Fall begünstigen die nachfolgenden Vorschläge für Erläuterungen das Wiedererkennen in der konkreten Behandlungssituation. Damit fördert man zugleich ein Verständnis des therapeutischen Prozesses: Die Eingangsfrage des Patienten »Wie geht eigentlich Psychotherapie?« beantwortet sich sukzessiv auf dem Weg. Vier typische Erläuterungsmöglichkeiten sind

- die Verwechslung von Beschreibung mit Kritik oder Appell,
- die damit verbundene Externalisierung der Über-Ich-Strenge,
- das Selbsterleben durch den alterierenden Wechsel des Selbst im Fluss des Erlebens und dem Selbst in der Selbstdistanzierung (Selbstreflexion),
- die unvermeidliche Ambivalenz der Angehörigen,
- Durcharbeiten – oder »Immer das Gleiche?!«

### Die Verwechslung von Beschreibung und Appell

»Letzte Stunde haben Sie ja gesagt, ich soll mich mehr durchsetzen.« Diese oder ähnliche Eröffnungen einer Therapiesitzung sind typisch für ein Missverständnis, das, wenn unerkannt und vor allem unkommentiert, zu erheblichen Komplikationen führen kann. Sehr viele Patienten neigen dazu, technisch neutrale Interventionen als Aufforderung oder gar als Kritik zu verstehen. Spiegelt man einem Patienten beispielsweise, dass er sich scheue, Konflikte zu führen oder dass er sich in einer konkreten Situation nicht durchgesetzt oder mit seinen Anliegen nicht bemerkbar gemacht habe, so mutiert die Intervention in den Ohren des Patienten häufig zu einer direkten Anweisung. Das hat verschiedene negative Folgen:

Der Patient hat den meist unbewussten Eindruck, sein Behandler sehe ihn sehr kritisch bzw. alle möglichen Bemerkungen seien eine Kritik am eigenen Verhalten und Erleben. Je länger die Behandlung unter dieser Bedingung dauert, desto mehr erhöht sich der Über-Ich-Druck des Patienten, es endlich »richtig« zu machen. Einerseits wächst die Anpassungstendenz, andererseits natürlich auch Wut und Trotz gegen den scheinbar ewig unzufriedenen Therapeuten. Ohne dass es der Behandler bemerkt, wird so die Therapie zur Sado-Maso-Szene mit einem vermeintlich sadistischen Therapeuten und einem gequälten Patienten. Es kann zu Abbruch oder negativen therapeutischen Reaktionen kommen (ausführlich hierzu bei Novick u. Novick 1996). Diese Dynamik droht besonders bei Patienten mit hoher Über-Ich-Strenge.

Der Patient hat das Gefühl, es ginge nicht um »seine« Therapie und »seine« Fortschritte, sondern um die des Behandlers. Fortschritte werden entweder nicht erlebt, nicht ausreichend als eigener Erfolg gewürdigt oder als fremdbestimmt erfahren. Bei narzisstisch strukturierten Patienten kann dies ebenfalls zu negativen therapeutischen Reaktionen führen.

Die sicher häufigste Komplikation betrifft jedoch nur indirekt den Patienten selbst: Wenn nämlich der Patient dazu neigt, Interventionen als Aufforderungen zu interpretieren, wird er dies gegenüber Partnern und Angehörigen entsprechend formulieren. Unterstellt, dass sein soziales Umfeld der Therapie grundsätzlich positiv gegenübersteht, dürfte es nicht lange dauern, bis Angehörige deutlich genervt auf die vermeintlichen Ratschläge und Aufforderungen des Behandlers reagieren, besonders wenn sie die Partnerschaft betreffen. Für Partner dürfte sich das Eingangszitat (»Letzte Stunde haben Sie ja gesagt, ich soll mich mehr durchsetzen«) wie Sprengstoff gegenüber der Liebesbeziehung anhören, zumal es ja nicht bei dieser einzelnen Äußerung bleiben wird. Partner bekommen so den Eindruck, es mit einem quasi »ferngesteuerten« Menschen an ihrer Seite zu tun zu haben, der irgendwelchen Vorlieben seines Behandlers nachkommt und nicht mehr er selbst ist. Nicht nur, dass dies die sozialen Beziehungen des Patienten erheblich in Mitleidenschaft zu ziehen im Stande ist; man schafft sich auch mächtige Gegner der Therapie, die die augenscheinliche Besserwisserei des unbekannten Therapeuten mit Feindseligkeit quittieren werden.

**Praxistipp**

Es empfiehlt sich, Bezugnahmen auf Interventionen wie »Ich soll …« oder »Sie haben ja gesagt, ich muss …« sofort anzusprechen. Nur in seltenen Fällen wird man tatsächlich, etwa bei unmittelbarer Gefahr für den Patienten, für Minderjährige oder für Angehörige derartige Formulierungen wählen. Handelt es sich jedoch um eine Externalisierung von Über-Ich-Strenge oder Verantwortungsdelegation, sollte man sofort klarstellen, dass man ein Verhalten oder Erleben deskriptiv benannt hat, keineswegs jedoch Anordnungen erteilte. Damit liegt die Verantwortung wieder im Feld des Patienten. Der Überraschungseffekt kann durchaus förderlich sein: »Sie täuschen sich, ich habe nicht gesagt, Sie sollen …« Damit eröffnet man zugleich die Möglichkeit, in einem zweiten Schritt nach den Beweggründen zu suchen, die den Patienten zu dem Missverständnis bringen, bzw. nach dem immanenten Gewinn solcher Fehlinterpretationen: »Kann es sein, dass Sie sehr häufig meine Bemerkungen als Aufforderungen verstehen, obgleich ich lediglich einen Aspekt Ihres Verhaltens beschrieben habe?«
In einem dritten Schritt kann man im Sinne des Generalisierungseffekts von Psychotherapie danach fragen, inwieweit solche Fehldeutungen von Äußerungen anderer Personen auch außerhalb der Therapie auftreten und welche Konsequenzen sie möglicherweise haben. »Lassen Sie uns doch mal überlegen, ob Sie nicht auch sonst öfter Äußerungen Ihrer Angehörigen als Kritik oder Appell missverstehen, obwohl das gar nicht so gemeint war.« Und: »Was meinen Sie, welche Folgen diese Schieflage in der Kommunikation für Ihre Beziehungen zu Freunden und Ihrem Partner haben könnte?«

### Externalisierung (Projektion) der Über-Ich-Strenge

Das Missverstehen einer Beschreibung als Aufforderung stellt eigentlich eine Über-Ich-Projektion dar: Eigene Strenge, die Angst vor innerer wie äußerer Kritik wird auf den Behandler projiziert. Wohlwollende Förderung und Unterstützung mussten viele Patienten in ihrer Kindheit und Jugend häufig vermissen; stattdessen erlebten sie heftige Kritik, der sie durch Verinnerlichung der kritischen äußeren Instanz vorbeugend begegneten. Es ist sehr wichtig diesen Selbstschutz als sinnvollen Vorgang zu deuten, statt als pathologische Identifikation mit dem Angreifer (was es sicher auch ist). Allerdings führt eine Auslegung im Sinne der Identifikation mit dem Angreifer eher zu noch größerer Über-Ich-Spannung, im Sinne von »Ach, schon wieder falsch«. Hingegen ist die Deutung der historischen Bedrängnis, die der Patient mit einem Selbstschutz beantwortete, der damals sehr sinnvoll und hilfreich, heute jedoch zu Problemen führt, entlastend. Die Fehlanpassung liegt demnach nicht in der Vergangenheit, sondern in der Gegenwart. Heute ist die damalige Anpassung nicht mehr hilfreich, sondern behindernd, während sie damals vor Strafe oder Kritik schützte.

Zugleich eröffnet sich bei Patienten mit verfolgendem Über-Ich auf diese Weise eine grundsätzliche Perspektive auf ihre Über-Ich-Strenge: Meist wechseln Patienten die Verwendung des Personalpronomens, wenn passagere Über-Ich-Szenen in der Behandlung auftauchen (Lewis 1971). Während sie im Fluss des Erlebens (▸ nächster Abschn. »Das Selbst im Fluss des Erlebens und das Selbst in der Selbstdistanzierung«) in Ich-Form berichten, wechseln sie bei Beteiligung des Über-Ich in die Du-Form: »Das hast du verkackt!« Oder: »Du bist mal wieder zu spät zur Therapie gekommen.« Man kann Patienten freundlich auf diesen Wechsel in der Verwendung des Personalpronomens aufmerksam machen und sie einladen, staunend und neugierig auf diese Phänomen zu schauen – ganz im Sinne des Mister-Spock-Modus (▸ folgender Kasten). Viele Patienten kehren in die nächste Sitzung zurück und berichten, dass sie eigentlich permanent eine innere Stimme hören[4], die sie meist nicht besonders freundlich kommentiert. Günstigenfalls staunen sie über dieses ihnen bisher verschlossene Phänomen. Und können erstmals Einfluss nehmen, indem sie sich gegen ihre innere Strenge zu empören beginnen.

#### Mister Spock und die psychotherapeutische Haltung

Commander Spock des Raumschiffs Enterprise gehört, wie bereits erwähnt, zum Volk der Vulkanier, die – je nach Interpretation – keine Emotionen haben oder diese unterdrücken. Bei allen möglichen bedrohlichen, unerklärlichen oder unheimlichen Phänomenen reagiert Spock mit seinem inzwischen klassischen Ausspruch: »Faszinierend!« Damit liefert er eine Vorlage für die psychotherapeutische Grundhaltung: Denn »Faszinierend!« bewertet nicht, sondern lädt zum Staunen ein. Natürlich zeigt Spock eine primäre Emotion, nämlich Interesse oder Neugier. Doch dieser Primäraffekt entbehrt zunächst jeder moralischen Wertung. Allenfalls ist

4 Damit ist natürlich kein psychotisches Halluzinieren einer Stimme gemeint, die als nicht dem Ich zugehörig erlebt wird. Gelegentlich sollte man das erschrockenen Patienten auch erläutern. Vielmehr geht es um die Bewusstmachung innerer Dialoge.

Interesse oder Neugier mit einem gewissen Vergnügen an den uns begegnenden Phänomenen verbunden. Staunen ist eine überaus hilfreiche Haltung im psychotherapeutischen Prozess, weil die Faszination über neue Universen – um im Bild zu bleiben – Entdeckungen ermöglicht, die durch vorschnelle Bewertungen verhindert werden könnten. Spocks radikales Staunen versperrt den Blick nicht auf die Phänomene, die es zu entdecken gilt. »Eine Zensur findet nicht statt«, könnte man nach Artikel 5, Absatz 1, Satz 3 des deutschen Grundgesetzes sagen. Erst nach der faszinierenden Entdeckung mag der Explorer überlegen, wie er das Vorgefundene bewerten möchte. Diese Haltung stellt sich in die Tradition der Aufklärung, die sich der Unmündigkeit verweigert.

Auch hier sind wir als Psychotherapeuten Modell für den Patienten: Mittels der Haltung technischer Neutralität enthalten wir uns vorschneller Wertungen und laden stattdessen zum Staunen über die Erfahrungen innerhalb wie außerhalb der Therapie ein. Sich vom Patienten in seine Welt einführen zu lassen, ist immer ein Abenteuer, das unsere Tätigkeit nicht langweilig werden lässt. Selbst Langeweile kann einen zum Staunen einladen, indem man sich fragt, warum man es denn mit einem Patienten so langatmig und ermüdend findet und wie man diese Empfindung nutzen kann.

Wenn Patienten zu staunen beginnen, statt sich mit meist missbilligenden Be- und Entwertungen ihres Über-Ich herumzuschlagen, erleben sie den psychotherapeutischen Prozess als Gewinn, als Reise zu sich und anderen. Eine Reise, die weitergeht, wenn die Therapie längst geendet hat.

### Das Selbst im Fluss des Erlebens und das Selbst in der Selbstdistanzierung

In der Regel schildern Patienten zu Beginn einer Therapie missliches Erleben der eigenen Person, anderer Personen oder der Umwelt. Sie erzählen und befinden sich mit ihren Symptomen und dem begleitenden Erleben im Fluss des Erlebens. Ihr Erleben, ihre Schilderungen sind dicht, die Patienten sind »mittendrin«.

Das Gleiche gilt für den Psychotherapeuten: Man ist mit den Patienten mittendrin, identifiziert sich zunächst mit ihren Schilderungen, um »möglichst nah dran zu sein«. Diese Organisationsform des Selbstsystems nennt der amerikanische Psychoanalytiker den Modus des »Selbst im Fluss des Erlebens« (Broucek 1982, 1991). Nach einiger Zeit des engagierten Zuhörens werden wir mehr oder weniger plötzlich in eine zweite Form des Selbsterlebens überwechseln: Das Selbst in der Selbstdistanzierung: Waren wir bis dato mit dem Erleben des Patienten und seinen Schilderungen identifiziert, so beginnen wir über unsere Gegenübertragung und die Berichte des Patienten nachzudenken. Wir distanzieren uns und überlegen, worum es eigentlich geht, was mit uns geschieht, was der rote Faden des Rapports wohl sein könnte. Damit befinden wir uns in der zweiten von Broucek vorgeschlagenen Organisationsform des Selbstsystems, nämlich dem Selbst in der Selbstdistanzierung.

Im weiteren Verlauf der Therapie werden wir uns immer wieder zwischen diesen beiden Selbstmodi hin- und herbewegen. Auf diese Weise verstehen wir den Patienten: Wir fühlen und erleben mit und überlegen zugleich, worum es eigentlich geht. Diese beiden Selbstorganisationsformen vermitteln wir dem Patienten, indem wir einerseits sein Erleben, Fühlen und Denken spiegeln, andererseits seine Erlebnisse hinterfragen. Wesentlich ist diese Fähigkeit für ein gesundes Funktionieren einer

Person, die sich versteht und sich zugleich ihrem Erleben überlassen kann. Je mehr diese Fähigkeit des Oszillierens zwischen beiden Selbstfunktionen zur Verfügung steht, desto mehr ist jemand in der Lage, sich zu erleben und zugleich zu verstehen.

Psychoedukative wie interpretative und deutende Aufgaben des Therapeuten fallen hier zusammen: Man erläutert dem Patienten diese beiden Selbstfunktionen und fordert ihn zugleich auf, sie wahrzunehmen, indem man sie modellhaft zeigt und vorschlägt.

> Therapeut: »Warten Sie mal, Sie haben gerade erzählt, wie Sie fürchten, Komplimente könnten Ihnen zu Kopf steigen. Dabei haben Sie mich angelacht. Davor haben Sie mir gesagt, dass Sie am Wochenende bei Ihren Eltern waren, die mal wieder alle möglichen Warnungen ausstießen. Lassen Sie uns doch mal überlegen, worum es bei Ihren Befürchtungen vor zu viel Komplimenten gehen könnte und was die Befürchtung sein könnte.«
> Einerseits drückt die Patientin mir gegenüber lustvolles Erleben über die Komplimente aus und flirtet mich ein bisschen an. Zugleich verknüpft sie das mit der Furcht vor Hybris, also der Angst vor Strafe, wenn es ihr zu gut gehen könnte, was sie durch die Schilderung des Wochenendes bei ihren Eltern und deren Warnungen vermittelt. Natürlich beziehen sich die Warnungen auch auf ihr leises Flirten und die möglichen Strafen, die hieraus erfolgen könnten. So begleitet und interpretiert, erlebt sich die Patienten mit ihrer Lust und ihrer Angst, zugleich distanziert sie sich und versteht die Hintergründe ihres Erlebens. Damit erwirbt sie ein wichtiges Werkzeug zur Selbstregulation: die Fähigkeit, sich dem Erleben zu überlassen, um dann zum Verstehen überzuwechseln.

## »Ja toll!« Die unvermeidliche Ambivalenz der Angehörigen

Es liegt in der Natur der Sache, dass bei einem durchschnittlich erfolgreichen Behandlungsverlauf der Therapeut zutreffende Hinweise gibt und der Patient scheinbar Neues über sich, sein Verhalten und Erleben, seine Interaktion in der Therapie und außerhalb erfährt. Da Therapeuten keine Gurus sind, decken sie Hintergründe auf, die lange vorher bereits Angehörige in ihren Worten bemerkten, jedoch meist ohne dass dies zu Einsicht oder Veränderung beim Patienten führte. Kommt der Patient nun von der Sitzung nach Hause und berichtet dem Partner von den durch die Interventionen des Therapeuten »neu« gewonnenen Erkenntnissen, werden Angehörige oft nur mäßig begeistert sein. Denn im günstigen Fall sagt der Therapeut Dinge, die Freunde und Partner des Patienten schon immer äußerten, allerdings ohne Erfolg. »Ja, toll!«, ist die naheliegende Reaktion der Angehörigen, »Ich sage dir das schon ewig und wenn der das einmal bemerkt, glaubst du es sofort!« Einerseits werden Angehörige über die späte Einsicht ihres Freundes oder Partners erleichtert sein, andererseits jedoch mit einem gewissen Groll quittieren, dass es dazu eines Experten bedurfte, der im Grunde nichts anderes, aber offenbar mit größerer Autorität mitteilte als man selbst.

Im ungünstigeren Fall ist der Angehörige keineswegs mit den neuen Erkenntnissen einverstanden, fühlt sich bedroht oder infrage gestellt. Und da veränderte Reaktionen und Handlungen immer auch eine neue Positionierung des Umfeldes herausfordern, darf man durch die Bank mit einer ambivalenten Einstellung der Angehörigen gegenüber der Therapie rechnen (▸ Kap. 2.2).

### Durcharbeiten oder »Immer das Gleiche!«

Unter Patienten ist der Irrtum weit verbreitet, dass Erkenntnis von Ursachen oder Zusammenhängen ihrer Problemen quasi automatisch Veränderungen in die gewünschte Richtung mit sich bringt. Viele Patienten erscheinen mit dem Wunsch, die Ursachen ihrer Symptome zu verstehen, und setzen dabei implizit voraus, dass damit weitere Anstrengungen obsolet seien. Doch tatsächlich werden langjährig gelernte und ausgeübte Automatismen mitnichten auf diese Weise unterbrochen. Das führt nicht selten zu der Klage: »Jetzt komme ich schon fast ein Jahr zu Ihnen und ich habe immer noch Angst vor der morgigen Präsentation vor meinen Kollegen!« Die passende Antwort wäre in diesem Fall: »Klar!« Was im Rheinland meist den empörten Ausruf auslöst: »Ja wie?! Ich dachte, die Angst hört irgendwann auf.« In dem Fall empfiehlt sich der Hinweis, dass jeder ohne Angst alles Mögliche kann: »Es geht nicht darum, das Sie ohne Angst auftreten, sondern mit Angst.«

In der Folge begegnen dem Patienten immer wieder ähnliche Situationen, er erwischt sich mit Angst, mit Kontrollzwängen, mit Perfektionismus oder charakteristischen maladaptiven Reaktionen im sozialen Kontakt. Und ärgert sich über sich (und natürlich auch über die Therapie und den Therapeuten, der einen nicht aus diesen Misslichkeiten erlöst). Schließlich stöhnen Patienten: »Das ist doch immer dasselbe! Ich komme immer wieder in die gleichen Situationen mit den gleichen Reaktionen!« Ich antworte dann: »Seien Sie doch froh, dass es nur ein Problem gibt und nicht jede Stunde ein neues!«

Hilfreich ist, Patienten zu erläutern, dass es sich dabei um Durcharbeiten handelt, um das langsame antizipatorische Erkennen von Situationen, in denen wieder das Symptom auftreten könnte. Mit der Möglichkeit, nach und nach Einfluss auf das eigene Verhalten und Erleben zu nehmen. Denn das ist nur möglich, wenn es tatsächlich immer wieder um Ähnliches geht und nicht stets um Neues. Patienten erkennen im günstigen Fall den roten Faden ihrer Behandlung und ihrer Symptomatik. Erst dadurch ergeben sich Veränderungsmöglichkeiten.

Manchmal ist es entlastend, dem Patienten mitzuteilen, dass dies »normal« sei, es uns allen so gehe, wenn wir uns auf den Weg der Veränderung machen. Das Wort »normal«, oft verpönt, weil normativ, wirkt hier lindernd. Denn was man lange, nämlich ein Leben lang gelernt und geübt hat, muss man auch lange üben, um es zu ändern. Das Stöhnen über »Immer dasselbe!« drückt das Leiden und die Not des Patienten über seine Schwierigkeiten aus, sich zu ändern; zugleich ist es aber ein Hoffnungsschimmer, das eben nicht »alles« geändert werden muss, sondern nur ein umgrenzter Bereich, um zu einem besseren Leben mit sich und anderen zu kommen.

## 2.6 Am Schluss: Wie ging eigentlich die Psychotherapie?

»Was machst du da eigentlich mit denen?«, hat mich ein Nachbar immer mal wieder gefragt, wenn ich einen Selbsterfahrungsblock über 50 Stunden in der Privatpraxis meines Hauses leitete. Meine Versuche, zu erklären, dass ich gar nicht so viel »mache« und die Gruppe ihre Themen findet, fielen relativ hilflos aus. Die Fragen hörten erst auf, als er sich wegen einer Krise selbst in Behandlung begab. Seitdem haben wir nicht mehr darüber gesprochen. Ähnlich geht es vielen Patienten angesichts der Fragen ihrer Angehörigen: »Man kann das nicht wirklich vermitteln«, sagen viele Patienten gegen Ende der Behandlung. Gleichwohl haben sie viele Themen der Therapie mit Freunden und Partnern besprochen. Die Eingangsfrage, wie denn Psychotherapie gehe, hat sich auf dem Weg beantwortet.

Auffällig ist, dass viele Patienten ihren emotionalen Zustand zu Beginn oft nur noch rudimentär erinnern: Das Gedächtnis hat sich an die neuen Organisationsformen des Selbstsystems angepasst: »War ich wirklich so depressiv?« Manche Momente der Therapie und Bemerkungen des Therapeuten bleiben wohl lange oder für immer im Gedächtnis, jedenfalls so lange, wie sie zum aktuellen, oder besser aktualisierten Selbstkonzept des Patienten irgendwie passen. Fragt man Patienten, die vor geraumer Zeit bei einem Kollegen in Behandlung waren, können sie häufig wenig Auskunft geben, worum es im Verlauf der Therapie ging.

Dass also Patienten die zurückliegende Therapie und ihre Inhalte nicht dezidierter wiedergeben können, muss keineswegs Ausdruck eines Misserfolgs sein, noch gibt dies Anlass, über vergangene Therapien bei Kollegen die Nase zu rümpfen (so verlockend das im Einzelfall auch sein mag …). Da auch der Zugriff auf Gedächtnisinhalte plastisch ist, die Bedeutung von Erinnerungen wie die Erinnerungen selbst demnach Veränderungen unterliegen, die der Integration des Selbstsystems gehorchen, können die lückenhaften Gedächtnisinhalte durchaus den Erfolg einer Therapie belegen, statt ihm zu widersprechen: Der Patient ist ein anderer geworden und mit ihm seine subjektive Rückschau.

Wie also ging die Psychotherapie? Andere Inhalte, Verhaltensweisen, Kontakte und Konflikte sind in den Vordergrund gerückt, der Patient hat sich umgestellt und damit auch sein Rückblick auf Vergangenes. Was könnte erfolgreicher sein?

Dem trägt eine etwas in Vergessenheit geratene Technik auf der psychoanalytischen Tradition Alfred Adlers Rechnung: Man frage den Patienten zu Beginn und am Ende der Therapie nach drei Kindheitserinnerungen. Wenn die Behandlung erfolgreich war, wird man staunen, wie unterschiedlich die Schilderungen ausfallen.

# 3 Humor und Tragik in der Psychotherapie

## 3.1 Persönliche Vorbemerkungen

Als ich mich vor mehr als 25 Jahren (so genau will ich das gar nicht mehr wissen) an verschiedenen psychoanalytischen Ausbildungsinstituten bewarb, erlebte ich das als ein existenzielles, meinen gesamten Lebensplan betreffendes Projekt – ganz zu schweigen von der ängstlich-nervösen Aufregung, die ein »Eignungsgespräch« ohnehin bei einem Lehranalytiker in mir auszulösen die Macht hatte. Ich fand mich in extremer Abhängigkeit wieder, nicht nur angesichts meines schon sehr lange gehegten Berufswunsches, sondern auch, was noch peinlicher war, in Bezug auf meine sogenannte persönliche Eignung: Meine Person stand zur Disposition.

Wie das so ist in solchen Lebenslagen: Ich fühlte zwar mehr oder weniger bewusst Aufregung und Anpassungsdruck. Die oftmals bizarren Beziehungsformen, die einzugehen ich mich genötigt fühlte, wurden mir jedoch erst viel später und nach und nach klar.

Gleich zu Beginn eines Eignungsinterviews breitete eine Lehranalytikerin ihre Beine auf einem gegenüberliegenden Hocker zum Ruhen aus, während ich verzweifelt auf einem postmodernen Stuhl mit phallischer Rückenlehne, der einem anorektischen Schlankheitsideal frönte, Haltung zu wahren suchte. Derweil ging es um meine Beziehung zu meiner Mutter und irgendwie auch um Sex. Es wird die Leser nicht überraschen, dass ich das Gespräch weniger komfortabel fand, als es augenscheinlich die Lagerung meiner Gesprächspartnerin war. Freundlicherweise hielt mich die Lehranalytikerin hernach für persönlich geeignet – man könnte auch sagen, meine Identifikation mit dem Angreifer hatte zu ihrer Befriedigung funktioniert.

Doch was ich hier und *wie* ich es berichte, gehorcht der Dynamik des Treppenwitzes: Nach Demütigung, Niederlage oder der berühmten Zigarre überlegt man sich auf der Treppe nach unten, was man alles hätte sagen sollen oder können und was am mächtigen Gegenüber eventuell lächerlich gewesen sei mochte.

Jedenfalls gab es eingangs meiner Ausbildung wenig Raum für befreiendes Gelächter. Mein Start in die Psychotherapie besaß zweifellos zahlreiche komische, absurde, ja geradezu bizarre Momente; allein ich konnte sie in ihrer ganzen Monstrosität oft erst Jahre später sehen – und noch viel später erst genießen, wenn man so will. Vielleicht mit einer sehr entscheidenden Ausnahme, bezeichnenderweise durch ein erfrischendes Gespräch mit Freunden.

In meiner Naivität hatte ich mir seinerzeit überlegt, ganz einfach (!)[5] den Vertreter der Ausbildungskandidaten eines der infrage kommenden Institute anzurufen und mich sozusagen unter Betroffenen zu erkundigen, wie es denn so an seinem

5 Doch: »Einfach ist schwer«, stellte Karl Valentin treffend fest.

Institut zuginge. Zu der berühmten Zeit – kurz vor der vollen Stunde – rief ich den Kollegen also an. Es tutete zwei-, dreimal, es wurde abgenommen und eine tonlose Stimme erkundigte sich: »Was gibt es?« Erschrocken legte ich sofort wieder auf. Nach Ablauf einer Stunde, wiederum in jenen heiklen zehn Minuten vor der vollen Stunde, dabei bereits etwas gefasster und vorbereitet auf das, was mich erwartete, wählte ich ein weiteres Mal die Nummer. Erneut wurde ich mit einer, wie Tilmann Moser (1991) sagte, sprechenden Attrappe konfrontiert. Bestürzt stellte ich hernach im Kreis meiner Freunde meinen Berufswunsch erstmals in Frage, mit Hinweis auf die offensichtlichen Deformationen, die die psychoanalytische Ausbildung nach sich zu ziehen schien. Doch schließlich wischte ein alter Sandkastenfreund alle Bedenken kurzerhand vom Tisch, indem er trocken feststellte, vielleicht sei der Vertreter der Ausbildungskandidaten vor Beginn seiner Lehranalyse ja noch viel schlimmer dran gewesen.

## 3.2 Humorbefreite Sozialisationsbedingungen

Für die Entwicklung befreienden Humors in Einzel- oder Gruppenbehandlungen sind die Eingangsbedingungen psychoanalytischer Ausbildung nach meiner Erfahrung nicht eben geeignet (Kernberg 1998, ▸ Kasten). Ebenso wenig fördert das durch finanzielle Ausbeutung gekennzeichnete zweiteilige Praktikum angehender Psychologischer Psychotherapeuten jene Autonomie, die für Humor Voraussetzung ist. Pflichtunterwerfungen als Teil der Ausbildung von Ärzten und Psychologen in Kliniken und Ausbildungsgängen sind jedoch die gängigen Sozialisationsbedingungen, die Überanpassung, Ängstlichkeit und verdrückte Triebhaftigkeit – meist am Modell der Ausbilder und Chefs – herausbilden. Die deutschen Krankenhaushierarchien fördern Duckmäusertum und Anpassung im Sinne der erlernten Hilflosigkeit (learned helplessness; Seligman 1979).

Obendrein erschweren eine Vielzahl von »Irrenwitzen« und Psychotherapiekarikaturen ein entspanntes Verhältnis zu Humor in den Behandlungen – bei Patienten wie ihren Therapeuten. Tatsächlich sollten wir uns fragen, inwieweit wir nicht sehr zu Recht durch den Kakao gezogen werden: Therapiesprech[6] (»Der Patient hat mir rückgemeldet …«, »Ein Stück weit …«), bestimmte Betroffenheitsrituale, steife Feedbacks oder bizarre Missverständnisse über Abstinenz und technische Neutralität sind geeignet, jede Satire in den Schatten zu stellen. Witzeleien über Psychiatrie und Psychotherapie sind nicht nur Ausdruck von Vorbehalten, sondern ganz im Gegenteil (um vorgenannte Satire aufzugreifen, könnte ich an dieser Stelle formulieren: »… ein Stück weit«) Spiegelung realer Abhängigkeitsverhältnisse.

6 In Analogie zu »Neusprech« in George Orwells Roman »1984«.

Der Kinofilm des US-Komikers Mel Brooks »Höhenkoller« (Originaltitel: High Anxiety, 1977) bedient sich zahlreicher Anspielungen auf Alfred Hitchcocks Thriller. Hauptfigur ist ein Psychiater, der dem Klischee entsprechend eine »Macke« hat, nämlich Höhenangst. Er gerät in zahlreiche geradezu verrückte Situationen, die jeweils eine ins Absurde verwandelte, ursprünglich unheimlich-ängstigende Hitchcock-Szene sind. Man lacht über die Anspielungen auf Hitchcock – und den verschrobenen Psychiater.

## 3.3 Emanzipatorischer Humor und Lachen

Humor ist jene Form stillen oder lauten Gelächters, das emanzipatorisch wirken kann, Bestehendes infrage zu stellen die Kraft hat und das Ich befähigt, Konflikte mit sich selbst und anderen einzugehen. Bei intra- oder intersystemischen Konflikten mit Über-Ich-Beteiligung kann Humor eine außerordentlich befreiende Wirkung haben: Innere Strenge steht dem Humor entgegen, wie dieser jener die Stirn bietet. Allerdings: Bloßes Gelächter – ob von Patient, Mitpatienten oder Behandlern – kann die Nöte des Patienten noch verschärfen.

Humor ist jedoch ganz sicher mehr als Gelächter: Oft geht es um eine fast liebevolle menschliche Geste, eine Form von Intimität zwischen zwei Menschen, die sich in den Behandlungsstunden begegnen und mit sich und einem Thema ringen. Humor kann dabei ein kleines Geschenk auf einem langen, steinigen Weg sein.

Was aber ist überhaupt unter Humor zu verstehen, was bedeutet Lachen in der Psychotherapie und welche Rolle spielen Witze innerhalb wie außerhalb einer psychotherapeutischen Behandlung?

Der äußerst einflussreiche langjährige Vorsitzende der Internationalen Psychoanalytischen Vereinigung Otto F. Kernberg (1998) hat in einem mit bissiger Ironie verfassten Aufsatz dreißig Methoden vorgeschlagen, um die Kreativität psychoanalytischer Ausbildungskandidaten zu zerstören: Kernberg empfiehlt Infantilisierung, Förderung von Angst, Abhängigkeit und konsequente Verhinderung eigenständigen Denkens durch z. B. repetitives und andauerndes Studium von Freuds Schriften. Um den Aufsatz wirklich genießen zu können, empfiehlt sich die englischsprachige Version, die die ätzende Ironie besser zum Ausdruck bringt als ihre deutsche Übersetzung.

Lachen ist eine häufige mimisch-gestische Reaktion, die von leichtem Verziehen des Gesichts über Lächeln bis hin zu lautem, explosiven Ausbrechen reichen kann. Lachreaktionen haben sowohl eine sozial-kommunikative Funktion, wie sie auch autoregulativ wirken. Doch Lachen muss nichts mit Humor zu tun haben – kann es aber. Umgekehrt kann Humor auch ohne jedes Lachen vonstattengehen. Schallendes Gelächter kann Reaktion auf eine komische, absurde oder sonst wie skurrile Situation sein, ebenso kann jedoch Gelächter oder Grinsen eine respektlose Geste bedeuten, Verhöhnung und Demütigung zum Ziel haben, es kann Verlegenheit anzeigen oder sadistische Freude am Missgeschick anderer Personen ausdrücken. Soziales Lächeln als Mittel der Kommunikation entsteht bei Säuglingen etwa ab der vierten bis achten Woche – und bezaubert die Eltern. Begegnen sich Fremde mit einem Lächeln, drücken sie Freundlichkeit aus: Als die erste Flüchtlingswelle Deutschland erreichte, wurden die Fremden an Bahnhöfen mit Lächeln von freiwilligen Helfern begrüßt.

Ständiges Lächeln hingegen schafft relationale Distanz und steckt nicht unbedingt an. Integratives Lächeln hat demgegenüber häufig ansteckende Wirkung (weshalb es auch beim Flirten angeraten ist). Wann haben wir es also in der psychotherapeutischen Behandlung mit emanzipatorischem Humor zu tun, wann mit der Abwehr von Konflikten und Spannungen, und lassen sich diese beiden Funktionen überhaupt trennen?

**Praxistipp**

Häufig lächeln Patienten bei Themen oder Berichten, die eigentlich wenig Anlass zu Freude oder Heiterkeit geben. So kann beispielsweise lächelnd erzählt werden, dass der Partner einen schlecht behandelt, Kinder über die Stränge schlagen oder aggressiv-respektlose Attacken von Kollegen oder Arbeitgebern ertragen werden. In der Gegenübertragung mag man Zorn empfinden, das Bedürfnis, sich stellvertretend zur Wehr zu setzen. Bei längeren Verläufen mag man von der scheinbaren Teilnahmslosigkeit des Patienten genervt sein: Aggression wird dann durch den Behandler repräsentiert oder an ihn delegiert. Umgekehrt können auch Fortschritte in der Therapie mit leidendem Gesichtsausdruck geschildert werden und in negatives Licht gerückt werden.

Wartet man zu lange mit entsprechenden Hinweisen, fällt es zunehmend schwer, in sachlichem Ton auf den zum Erzählten unpassenden Ausdruck hinzuweisen. Wenn man mit einer »Ja, aber …«-Intervention reagiert, läuft man Gefahr, sich in fruchtlose Debatten mit dem Patienten zu begeben, die zu beiderseitiger Frustration und aggressiver Spannung führen. Daher ist es zielführender, die Diskrepanz zwischen kommuniziertem Affekt und Inhalt direkt anzusprechen: »Sie berichten mir von Misshandlungen durch Ihren Partner und lächeln dabei. Ich finde das verwirrend/widersprüchlich. Können Sie das nachvollziehen?« Oder: »Sie schildern mir ein sehr ärgerliches/trauriges Erlebnis und lächeln dabei. Wenn ich mich in diese Situation/in Ihre Lage hineinversetze, ist mir nicht zum Lachen zumute. Wie geht es Ihnen mit meiner Schilderung?« Diese Interventionen fokussieren eine Ich-Botschaft des Therapeuten, die vermeiden soll, dass sich der Patient angegriffen oder kritisiert fühlt, was die Abwehr im Zweifel noch verstärken würde. Gegebenenfalls kann man dennoch einsetzende Abwehr ebenfalls thematisieren: »Sie scheinen das als Kritik verstanden zu haben. So war das aber nicht gemeint. Ich habe über Ihre Reaktion gestaunt. Können Sie mein Staunen nachvollziehen?«

Eine Diskrepanz zwischen Schilderung eines Erlebnisses und der kommunizierten emotionalen Reaktion bezeichnet man als Parathymie. Parathyme Reaktionen sind interaktionell: Sie stimulieren das Selbsterleben durch Propriozeption und das Erleben und Feedback anderer Personen durch die ausgedrückte Mimik. Im Gegensatz zu bewussten Lügen unterstellt man – wissenschaftstheoretisch nicht unproblematisch – dem Patienten »wahre« Emotionen, die er eigentlich fühlen müsste, aber mittels Lächeln abwehrt. Die Abgrenzung zu Unauthentizität ist fließend: Kanzelt einen der Chef ab oder beschimpft einen der Partner in der Öffentlichkeit, mag man beschwichtigend oder beschämt lächeln. Der Ärger wird einem jedoch meist bewusst sein, aus taktischen Gründen aber zurückgehalten und bei passender Gelegenheit, eventuell in Abwesenheit des Angreifers, mit einem lauten »A«-Wort zum Ausdruck gebracht werden. Fazit: Parathymie bezeichnet eher das Erleben des Gegenübers, dem Schilderung und Affekt diskrepant vorkommen, weil man selbst zu anderen emotionalen Bewertungen käme.[7]

## 3.4 Exkurs: Politischer Witz und Karikatur

In totalitären Systemen gibt es eine geradezu inflationäre Menge an politischen Witzen, die mangels zur Verfügung stehender freier Medien von Mund zu Mund weitergetragen werden. Nichts fürchten die Machthaber so sehr wie ihre eigene Verhohnepiepelung. Die Nationalsozialisten kreierten für ihren Führer den lobend gemeinten Titel »Größter Feldherr aller Zeiten« bereits nach kürzester Zeit von der Berliner Schnauze in die Abkürzung »GRÖFAZ« verwandelt, was wiederum unter strenge Strafe gestellt wurde. Politische Witze haben etwas Zersetzendes, sie distanzieren die Teilhaber des Witzes vom herrschenden System. Ein typischer DDR-Witz: Ein Mann sitzt im Café und fragt die Bedienung: Hamse keenen Zucker? Antwort: Wer ham keene Milch, keenen Zucker hamse im Café gegenüber.

Ein zündender Witz lebt vom Überraschungsmoment, von der unerwarteten Wende. Die Pointe verdichtet Widersprüche, Unerträgliches oder innere Konflikte zu einer überraschenden Auflösung. Dieses Überraschungsmoment löst spontanes Gelächter als Entlastung von der in der Witzerzählung aufgebauten Spannung aus.

Allerdings lachen wir über sehr unterschiedliche Witze, finden sie lahm, peinlich oder im besten Falle urkomisch: Pointen bringen Konflikthaftes auf den Punkt – auf individueller wie gesellschaftlicher Ebene. Weshalb eben nicht Witze der Art »Kommt 'ne Frau zum Arzt ...« von jedermann als komisch erlebt werden, ebenso wenig wie der eben geschilderte DDR-Witz kaum von den Machthabern, wohl aber von den Leidtragenden genüsslich rezipiert worden sein dürfte. Ein gelungener Witz, Cartoon oder Sketch lebt von der blitzartigen Verdichtung komplexer Zusammenhänge, die eine verblüffende Wendung der Perspektive ermöglicht, ätzende Kritik an bestehenden Verhältnissen zum Ausdruck bringt oder komplexe Zusammenhänge durch ein Bild, Symbol oder eine Kurzgeschichte analysiert.

Ähnlich verhält es sich in der Psychotherapie: Eine humorvolle Bemerkung des Behandlers kann lange Erklärungen mit einer gewissen Leichtigkeit umgehen. Der Scherz unterläuft Abwehr und bringt Konflikte auf den Punkt oder zeigt im günstigen Fall Lösungen auf, die vorher nicht sicht- oder erreichbar erschienen. Doch ebenso kann die humorvoll gemeinte Bemerkung zu einer peinlichen Situation führen, wenn der Patient das »gar nicht komisch findet«. Therapeuten setzen sich potenziell schambesetzten Situationen aus, wenn sie riskieren, aus einem ernsthaften Gespräch durch eine witzige Bemerkung auszubrechen. Doch wir sollten

---

7 Hinweise verdanke ich Leon Hilgers (2017) in einer pers. Mitteilung.

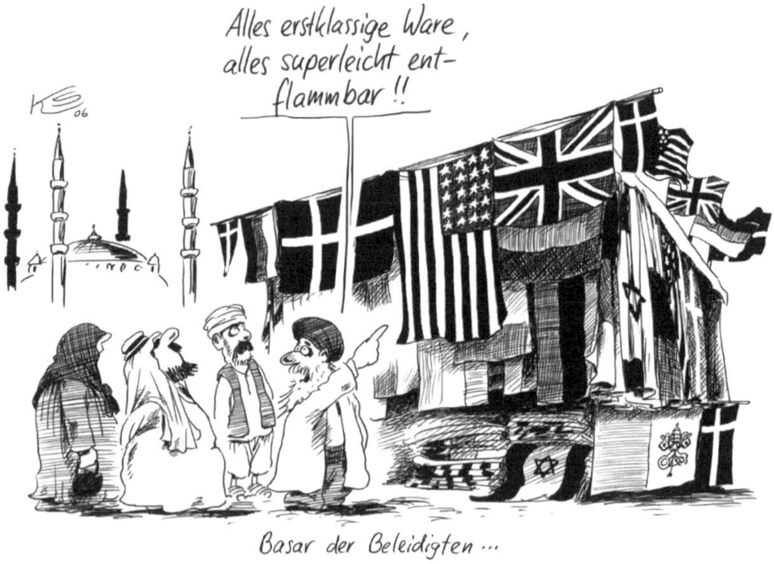


**Abb. 3-1** »Basar der Beleidigten« © Klaus Stuttmann

uns in unserer Risikobereitschaft von unseren in dieser Hinsicht ängstlicheren Patienten unterscheiden.

Die Brisanz der Karikatur wird durch die sogenannten Mohammed-Karikaturen und die maßlosen, eben totalitären Hassreaktionen auf sie deutlich. Abbildung 3-1 zeigt eine harmlosere politische Karikatur, die den Verkauf dieses Buches hoffentlich nicht zu beeinträchtigen geeignet ist.

Gelungene Karikaturen oder Witze bringen komplizierteste Zusammenhänge in Sekundenschnelle auf den entscheidenden kritischen Punkt. In der nächsten Abbildung (▸ Abb. 3-2) sind es die strukturellen Gemeinsamkeiten im Denken oder sagen wir besser Erleben des ehemaligen US-Präsidenten George W. Bush und des auf Befehl des späteren US-Präsidenten durch Marines getöteten Al-Kaida-Führers Osama bin Laden.

## 3.5 Die ambivalente Funktion des Witzes

Viele psychische Störungen gehen mit totalitären, nämlich extrem unflexiblen Verhaltens- und Erlebensweisen einher: Das Ich erlebt sich als unfähig und machtlos gegenüber einem verfolgend-sadistischen Über-Ich. Man hat kein Recht darauf, dass es einem gut geht, man Müßiggang pflegt oder sich lustvollem Erleben hingibt. Andererseits erfüllen rigide Über-Ich-Anteile eine wichtige Funktion: Denn je instabiler psychische Strukturen sind, desto mehr können strenge Über-Ich-Forderungen ich-strukturelle Defizite kompensieren. Intra-psychische Starre steht der Falsifizierung von Hypothesen über die Realität entgegen. Humor und Witze sind

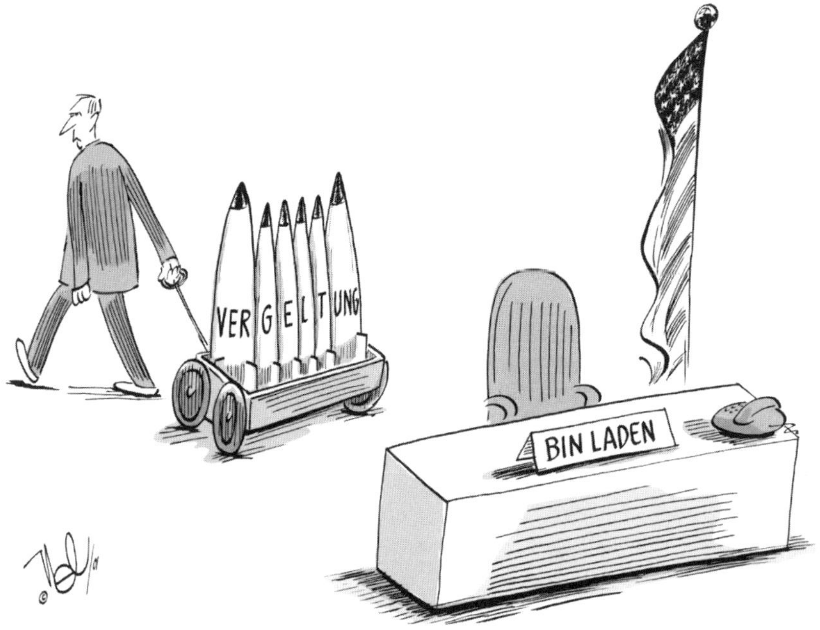


**Abb. 3-2** Ohne Titel. © Ioan Cozacu, nelcartoons.de

potenziell zersetzend, denn sie besitzen die Kraft, ein System infrage zu stellen und es aus den Angeln zu heben. Weshalb es auf ein feines Gespür ankommt, welche Witze der Entwicklung förderlich sind und welche destabilisieren, zu Kränkungen und Rückzug führen.

Doch kann Lachen umgekehrt auch eine stabilisierende, im weitesten Sinne konservative Funktion haben. Zwar besitzt der kritische, das bestehende System oder Denken infrage stellende Witz emanzipatorischen Charakter. Damit wirkt er befreiend auf die Teilhaber des Witzes und ist geeignet, sie außerhalb bestehender Strukturen zu stellen – für einen Moment. Zugleich macht Humor aber auch das Unerträgliche leichter, hilft über Ohnmacht und Zorn hinweg, indem die Opfer des Witzes lächerlich gemacht werden. Witze, Karikaturen oder politisches Kabarett entlasten gegenüber sich entwickelnden Ressentiments. Umgekehrt können juden-, fremden- oder frauenfeindliche Witze Klischees, Feindbilder, Rassismus und Antisemitismus sogar noch verstärken. Kurz: Witz und Humor sind in ihren Funktionen ambivalent: Entscheidend ist, welcher Anteil überwiegt: Jener, der Bestehendes erhält, es erträglicher macht oder gar auf Sündenböcke abzielt, oder der, der emanzipatorisch zum Aufbruch motiviert.

In tragischen Momenten der Vergeblichkeit, der Erkenntnis von Verlusten, Einschränkungen oder der Gewissheit des bevorstehenden Sterbens kann Humor zwar keine Wege zu neuen Ufern zeigen, behält aber doch seine emanzipatorische Funktion: Indem das Ich gestützt wird durch Witz und Gelächter, die sich über Unabänderlichkeit hinwegsetzen.

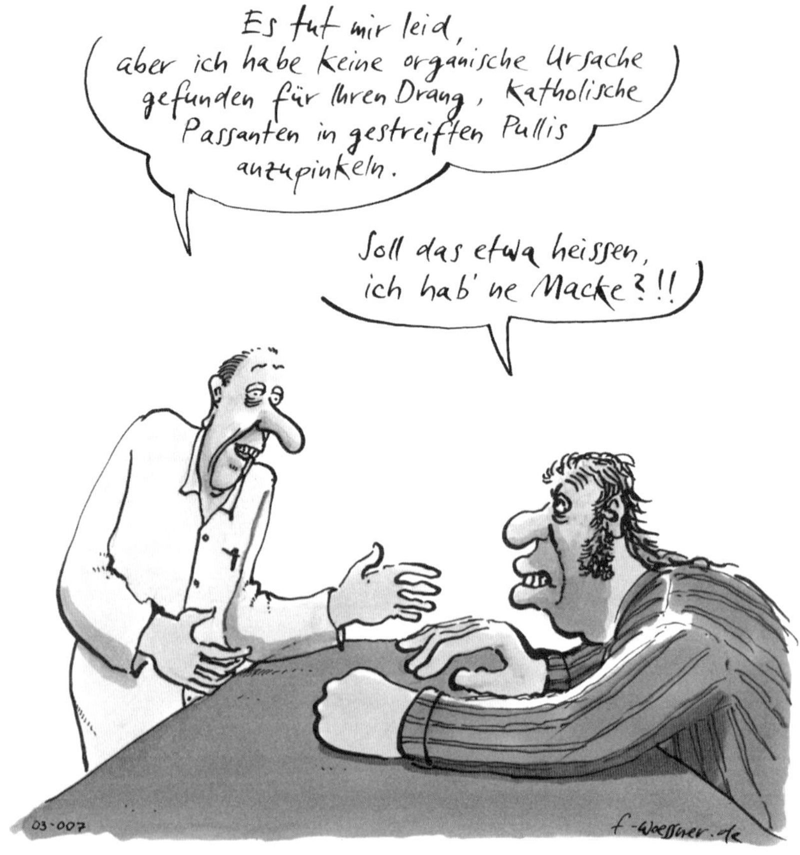
Es tut mir leid, aber ich habe keine organische Ursache gefunden für Ihren Drang, katholische Passanten in gestreiften Pullis anzupinkeln.
Soll das etwa heissen, ich hab' ne Macke?!!
03-007
f-woessner.de

**Abb. 3-3** Ohne Titel. © Freimut Woessner

> Eine vierzigjährige Frau mit einem Glioblastom hat deutliche Einschränkungen des Gesichtsfeldes durch Schädigungen des Sehnervs. Humorvoll erzählt sie, wie sie Abfälle neben ihrem Mülleimer platziert, »weil mein Gehirn dem Eimer eine andere Form gibt. Ich finde auch Essen oft neben meinem Teller wieder, obwohl ich es da gar nicht vermutete. Mein Gehirn macht einfach verrückte Sachen. Der Teller passt einfach nicht zu meinem Gehirn …«

## 3.6 Das Gelächter in der Psychotherapie

Wer psychotherapeutische Hilfe aufsucht, befindet sich in aller Regel in peinlicher Lage – nicht nur, weil man ganz offensichtlich ohne professionellen Beistand seine Schwierigkeiten zu meistern nicht mehr im Stande ist. Sondern auch, weil man sich mitten in einer peinlich-komischen Situation wiederfindet, die Anlass zu unzähligen Witzen, Spott und Karikaturen liefert. Im Kern des schambesetzten Erlebens steht die Frage: Habe ich eine Macke? (▸ Abb. 3-3)

Außerdem melden sich meist Befürchtungen über die Länge der anstehenden Behandlung und die damit verbundene Abhängigkeit (▸ Abb. 3-4).

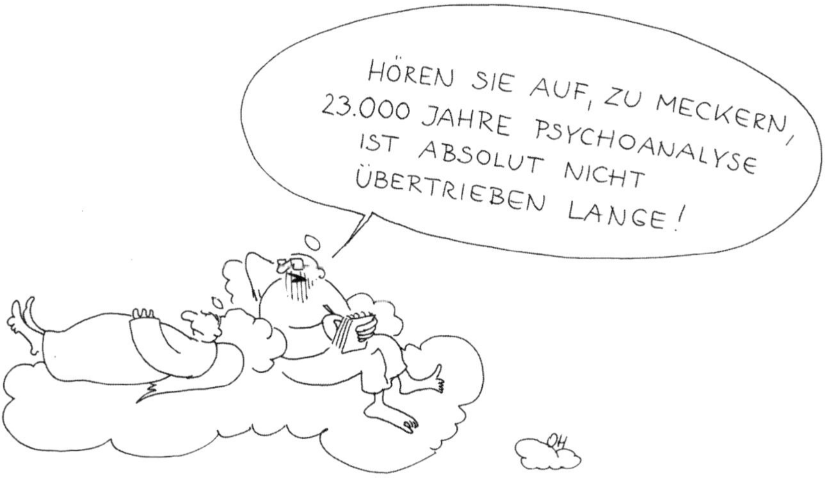
HÖREN SIE AUF, ZU MECKERN, 23.000 JAHRE PSYCHOANALYSE IST ABSOLUT NICHT ÜBERTRIEBEN LANGE!

**Abb. 3-4** »23 000 Jahre Psychoanalyse« © Oswald Huber

Gelegentlich spielen auch Vorurteile über eine gewisse weltfremde Abgehobenheit der Psychotherapeuten eine wenig charmante Rolle (▸ Abb. 3-5).

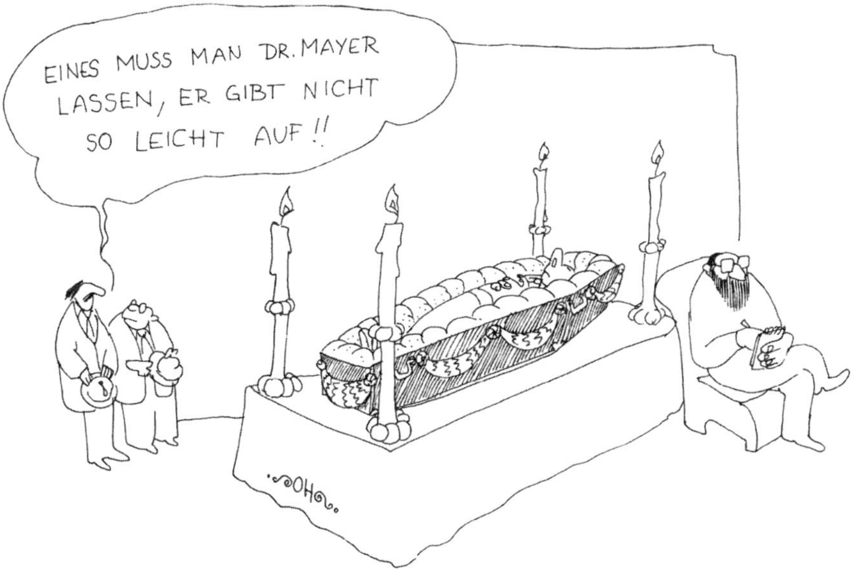
EINES MUSS MAN DR. MAYER LASSEN, ER GIBT NICHT SO LEICHT AUF!!

**Abb. 3-5** »Dr. Meyer gibt nicht auf« © Oswald Huber

Nicht nur, dass man als Mitglied der eigenen Disziplin zur lebenden Witzfigur mutiert oder – schlimmer noch – als solche erkennbar wird. Noch ärgerlicher aber ist, dass die Realsatire die Karikatur durch Situationskomik noch in den Schatten zu stellen geeignet ist.

Nicht selten stellen sich bereits nach kurzer Zeit groteske Momente ein. Dabei erscheint es mir prognostisch von Bedeutung, wie früh bereits gelacht werden darf – oder auch nicht.

> Eine Patientin reist für ein Erstinterview aus einer etwa einhundert Kilometer entfernten Stadt an. Mit Verweis auf den beträchtlichen Aufwand, den sie damit doch betreibe, erkundige ich mich nach ihren Motiven, gerade mich aufzusuchen (Hinweis: Für den sehr unwahrscheinlichen Fall, dass diese Frage nicht der eigenen Eitelkeit frönt, kann die Antwort wichtige Hinweise auf Psychodynamik und Übertragung liefern.) Die Patientin antwortet spontan: »Ich habe Sie auf einer Tagung gesehen, und als Sie mit Ihrem Vortrag geendet waren, kamen Sie an mir vorbei. Ich komme speziell zu Ihnen, weil ich mir in dem Moment ganz sicher war, dass Sie mich nicht mögen.«
> Nach einer kurzen Pause brechen wir beide in schallendes Gelächter aus. Es ist naheliegend, dass ein ganzer Strauß von Motiven zu diesem etwas speziellen Entschluss führte, zu mir zu kommen. Das Gelächter bleibt jedoch ungenutzt oder verstärkt ggf. die Abwehr, wenn man seine Hintergründe nicht untersucht: In diesem Fall war es die Überzeugung, wer die Patientin möge, müsse schon bescheuert sein. Und wer will schon einen bescheuerten Therapeuten aufsuchen? Daneben spiegelte sich in dem Übertragungsangebot auch die persönliche Lebensgeschichte mit Feindseligkeit, Ablehnung und Gewalt der Eltern. Lacht man einfach nur mit, so erklärt man sich mit der zugewiesenen sadistisch-feindseligen Rolle einverstanden – ohne es zu wissen. Bereits das eigene Lachen läuft dann Gefahr, Teil masochistisch-sadistischer Rollenkollusion zu werden. Um nicht missverstanden zu werden: Würde man nicht lachen, erwiese man sich augenblicklich als der erwähnte bescheuerte Therapeut.

Ohnehin weiß man nicht unbedingt, ob beide Beteiligten über das Gleiche lachen. Es empfiehlt sich demnach, das Lachen zu erkunden, denn tatsächlich mag der Behandler humorvoll reagieren, nicht aber sein Patient, obwohl auch dieser lacht. Außerdem könnte der Therapeut gegen ein allzu strenges Über-Ich anlachen, der Patient aber im Bunde mit dieser Strenge sich selbst verlachen. Die Frage, was nun eigentlich komisch war oder worüber der Patient lacht, hat jedoch den Charme von »Erklären Sie einen Witz!«.

Unreflektiertes Lachen birgt demnach die Gefahr unerkannter Verstrickungen. Der Patient könnte via Externalisierungen seines Über-Ich der Meinung sein, man lache ihn aus, lacht aber mit, weil er sich zu schwach fühlt, zu protestieren oder ihm – viel wahrscheinlicher – seine Über-Ich-Identifikation gar nicht bewusst ist. Der mitschwingende, jedoch unerkannte Affekt wäre somit Scham (Hilgers 2013). Fragt man genau nach, begibt man sich als Behandler selbst in Verlegenheit, weil man sich haarklein eine Pointe erklären lässt. Um nicht als kreuzsteife Spaßbremse dazustehen, könnte man etwa bemerken: »Ich frage mich gerade, ob wir beide über das Gleiche lachen.«

Mehrere Variablen bestimmen die Entwicklung von Humor bzw. Gelächter im Verlauf der Behandlung:

- Die Art der Störung mit eventuellen narzisstischen Akzentuierungen
- Die Fähigkeit zur Selbstdistanzierung oder Selbstreflexion

- Das Ausmaß der Über-Ich-Strenge
- Die Zeitachse: Inwieweit lockert sich eine gewisse Strenge und Steifheit in der therapeutischen Beziehung im Laufe der Sitzungen?
- Wer darf lachen bzw. Witze machen? Und über wen?

Bei Akzentuierungen offenen oder latenten Narzissmus' (Marneros 2006) (▸ Kap. 5) ist es lediglich der Patient, dem Lachen und humorvolle Bemerkungen erlaubt sind: Diese gehen fast immer auf Kosten anderer, nämlich des Behandlers oder Dritter. Eventuelle humorige Bemerkungen des Therapeuten werden von narzisstischen Patienten selten goutiert, wenig komisch gefunden oder als Majestätsbeleidigung erlebt. Allenfalls wird man im Laufe der Behandlung die Frage aufwerfen dürfen, wieso eigentlich der Patient nicht ebenfalls Objekt des Humors sein darf oder wieso es dem Patienten ein großes Anliegen zu sein scheint, sich über andere lustig zu machen. Gegebenenfalls gelingt auch ein Hinweis auf das Erleben des Behandlers als Ziel von Spott mit dem Verweis auf Dritte, denen es vermutlich ebenso wie dem Behandler gehen dürfte und ob hieraus nicht die eine oder andere soziale Schwierigkeit des Patienten erwachsen dürfte. Die genannten narzisstischen Akzentuierungen finden sich nicht nur bei narzisstischen Persönlichkeiten, sondern beispielsweise auch bei histrionischen, antisozialen oder manchen Borderline-Störungen.

Charakteristisch für diese Persönlichkeiten ist ein Mangel an Empathie und Selbstdistanzierung (Cleckley 1941/1976; Hilgers 2013) (▸ Kap. 5). Emanzipatorischer Humor setzt jedoch genau jene Fähigkeiten voraus: die Welt aus der Perspektive des (bedeutsamen) Anderen zu sehen, indem man sich in ihn einfühlt und plötzlich eine andere Sichtweise der eigenen Person erlebt, die das Eigene relativiert oder in seiner Absolutheit komisch werden lässt. Dies unterscheidet Humor, der die eigene Person oder Teile konstruktiv hinterfragt, von Belustigungen über andere, die der Selbstbestätigung oder -erhöhung dienen.

Kennzeichnend für emanzipatorischen Humor ist die Fähigkeit des Ich, zwischen zwei grundsätzlichen Formen des Selbsterlebens abzuwechseln: Das Selbst im Fluss des Erlebens und das Selbst in der Selbstdistanzierung (▸ Kap. 2.5). Diese Möglichkeit des raschen Wechsels im Selbsterleben macht nach Broucek (1982, 1991; Hilgers 2013) psychische Gesundheit entscheidend mit aus. Während bei histrionischen Persönlichkeiten sozusagen das Leben immer von vorne kommt, demnach Selbstdistanzierung nur minimal ausfällt, können etwa schizoide Persönlichkeiten nicht in den Fluss des Erlebens eintauchen. Im Laufe einer Behandlung wächst in der Regel die Fähigkeit des Patienten, sich zwischen diesen beiden Selbstorganisationen freier hin- und herzubewegen als Zeichen zunehmender psychischer Gesundheit. Gleichzeitig wächst demzufolge auch die Fähigkeit, sich vermittels Humor zu distanzieren und andere, neue Perspektiven einzunehmen – oder auch dauerhaft zu integrieren.

## 3.7 Humor bei schweren Über-Ich-Konflikten

Viele Psychotherapiepatienten, z. B. mit Borderline-Störung, Traumatisierung oder Depression kämpfen mit rigiden, verfolgenden und sadistisch-strengen Über-Ich-Strukturen (verfolgenden Introjekten) (Will 1997). Allerdings: Zumeist sind diese inneren Konflikte den Patienten nicht bewusst. Je mehr aber der Patient mit seinem überstrengen Über-Ich identifiziert ist, desto mehr wird er sich mit Verurteilungen oder Entwertungen seiner Person fraglos einverstanden erklären. Es geht also zunächst darum, einen Keil zwischen Ich und Über-Ich zu treiben (Wurmser 1987), sodass die strenge Verurteilung als fremd, nämlich Ich-dyston erlebt wird. Bleiben jedoch Verurteilungen des Über-Ich, die Scham oder Schuld auslösen, ist wenig bis keinerlei Platz für befreienden Humor. Humorige Bemerkungen des Therapeuten laufen dann Gefahr, als weitere Verurteilungen, Demütigungen oder Belustigungen im Sinne der Über-Ich-Verurteilung aufgefasst zu werden. Erst wenn zahlreiche, oft langwierige und mühselige Bemühungen des Behandlers zu einer gewissen Distanzierung geführt haben, also der Keil erfolgreich zwischen Ich und Über-Ich getrieben ist, können Patienten überhaupt etwas mit Humor im Sinne einer Emanzipation anfangen. Bevor der Patient also einen inneren Konflikt zwischen seinem im Zweifel sadistischen Über-Ich und seinem Ich erlebt, wird er jeden Witz, jede humorvolle Bemerkung potenziell gegen sich gerichtet erleben – als wäre der Therapeut im Bunde mit seinem strengen Gewissen.

Das bedeutet nun aber nicht, dass sich Psychotherapeuten jeder Art von Humor enthalten müssen, bis der Patient ein satireverträgliches Stadium erreicht hat. Leider verhalten sich ja viele Therapeuten so, als sei Humor etwas für eitle Laffen – und liefern damit unbewusst ein Modell einer besonders strengen Über-Ich-Identifikation, die der Strenge des Patienten sozusagen noch die Butter vom Brot nimmt. Umgekehrt ist jedoch kontraphobisches Albern, das dem Patienten zeigen soll, wie es so recht locker zugehen kann, ebenfalls wenig hilfreich. Man würde damit eher der Kunstfigur Hagenbuch des verstorbenen Kabarettisten Hans-Dieter Hüsch entsprechen. Hagenbuch ist ein offenbar psychiatrischer Patient, der während der Schulpausen das Fenster zu öffnen pflegt und seinen auf dem Schulhof tollenden Schülern in die Hände klatschend zuruft: »Ungezwungen, Kinder, seid ungezwungen!« Worauf diese natürlich augenblicklich erstarren.

Man kann es eigentlich nicht oft genug sagen: Es kommt darauf an, sich als Psychotherapeut möglichst normal zu verhalten, was etwas anderes ist, als angestrengt so zu tun, »als wenn man nicht der liebe Gott wäre« (Otto F. Kernberg bei einem Vortrag auf den Lindauer Psychotherapiewochen). Angesichts des einen oder anderen Kollegen bleibt mir in dieser Hinsicht eine gewisse Skepsis, in Anlehnung an den israelischen UN-Botschafter Abba Eban, der 1967 vor der UN feststellte, dass Menschen und Nationen sich erst dann klug verhalten, wenn alle anderen Möglichkeiten ausgeschöpft sind.

Patienten mit rigiden Über-Ich-Strukturen können zwar sehr witzig sein, nicht selten, indem sie sich selbst aufs Korn nehmen. Allerdings muss diese Art von Humor keineswegs zu einer Lockerung des verfolgenden intrapsychischen Systems führen. Vielmehr kann der Humor lediglich entweder eine kurzfristige Entlastung ohne mutative Wirkung haben oder eine Identifikation mit dem Über-Ich abbilden. Patient, Umfeld und Behandler sind gefangen in einem System der Strenge, das weder erlaubt, dass es dem Patienten besonders gut geht, noch Veränderung gestattet. Insofern erinnert die Lage, in die man sich mit dem Patienten begibt, an jene, die in totalitären Systemen herrscht: Witze sind verboten oder ziehen drakonische Strafen nach sich, Reformen sind nicht möglich und allenfalls heimlich können bestimmte Freiheiten gelebt werden. Und genau wie in jenen Systemen ist auch der Patient unbewusst weitgehend mit der Unterdrückung einverstanden.

**Praxistipp**

Wenn es gelingt, dem Patienten ein Ich-dystones Erleben seines strengen Über-Ich-Anteils anzubieten, und beginnt er, sich über intrapsychische Bestrafungen seines spontanen, autonomen, lustvollen oder einfach gelassenen Verhaltens und Erlebens zu wundern, so wächst die Chance auf Empörung gegen innere Unterdrückung, die oft einst eine äußere war. In diesem Kontext empfiehlt es sich, vorsichtig mit humorvollen, später auch schon mal mit freundlich ironischen Bemerkungen zu beginnen und den Patienten gelegentlich auf die Schippe zu nehmen. Passt die Intervention, so wird der Patient stutzen und dann – hoffentlich – befreit lachen. Tatsächlich bietet der Humor des Therapeuten ein Risiko, nämlich zum falschen Zeitpunkt die unpassende Bemerkung zu machen. Es bedarf einer gewissen Schamtoleranz zu antizipieren, dass man ins Fettnäpfchen treten, den Patienten eventuell kränken oder einfach einen blöden Witz machen könnte, der nicht zieht. Dabei bietet diese Gefahr gleichzeitig die Chance des Modelllernens: Denn der Therapeut scheint ein mildes Über-Ich zu haben, wenn er für seine unpassende Bemerkung zwar um Entschuldigung bittet, ihre Intention erläutert, dabei aber im Unterschied zum Patienten nicht im Boden versinkt. Ich würde eine solche Situation noch einmal aufgreifen, indem ich beispielsweise bemerke: »Jetzt habe ich mir ja gerade einen Fauxpas geleistet. Wie haben Sie mich dabei erlebt?« Das eröffnet die Möglichkeit, den Umgang des Therapeuten mit seinen Fehlern mit den eigenen Verarbeitungsweisen zu vergleichen.

Ein überangepasster Patient, der bis weit in das Erwachsensein hinein bemüht war, es seinen Eltern und besonders seiner Mutter recht zu machen und Konflikte zulasten seiner Autonomieentwicklung vermied, nervte mich in der therapeutischen Beziehung durch sein bereitwilliges Entgegenkommen und durch seine Schilderungen artigen Verhaltens im Dort und Jetzt. Man beachte, dass man als Behandler in solchen Konstellationen die sadistische Über-Ich-Strenge external repräsentiert. Anfangs missverstand der Patient jede ironische Bemerkung dergestalt, dass er sich beeilte, meiner Ironie auch noch Recht zu geben, sodass ich gezwungen war, ihm mitzuteilen, dass ich ihn etwas hochgenommen hatte. Das führte dazu, dass er sich für sein Nichtverstehen eiligst entschuldigte. Ich muss also zugeben, dass meine vorgeblich witzigen Bemerkungen einzig der eigenen Entlastung dienten und keineswegs eine Emanzipation des Patienten von seiner rigiden Über-Ich-Struktur beförderten. Andererseits sah ich mir mein Verhalten etwas nach, weil es mir ermöglichte, ansonsten mit Geduld an die Aufgabe zu gehen, Über-Ich-Inhalte Ich-dyston zu formulieren.

Nach weit mehr als 70 Stunden kam der Patient mit einem Konflikt mit seiner Frau in die Stunde, und es war erstmals deutlich zu spüren, dass er die Vorhaltungen seiner Frau nicht mehr lückenlos zu akzeptieren bereit war. Mit einer gewissen Empörung schilderte er mir, dass seine Frau ihm vorhalte, er sei kaum für seine Familie da, vernachlässige seine Kinder und sei auch nicht zum Martinszug vor Jahren pünktlich erschienen. Tatsächlich wusste ich, dass der Patient zahlreiche Aktivitäten mit seiner Familie unternahm und Präsenz bei seinen Kindern zeigte. Doch alsbald verfiel der Patient erneut in Identifikation mit den Vorwürfen und seinem Gewissen, indem er einräumte, dass er ja damals tatsächlich nicht rechtzeitig zum Martinszug gekommen sei. Daraufhin teilte ich ihm trocken mit: »Herr X, Sie sind ein schlechter Hund!« Erstmals lachte der Patient befreit und wies die Vorwürfe seiner Frau zurück – nicht ohne nach wenigen Minuten wieder mit sich zu hadern und Skrupel zu entwickeln. Daraufhin meinte ich: »Ich sage doch, Sie sind ein schlechter Hund!« Noch deutlicher als vorher lachte der Patient aus vollem Herzen und stellte fest, sowohl die generalisierten Vorwürfe als auch seine übermäßige Kulanz seien wirklich verrückt. Der Patient zeigte während des weiteren Verlaufs der Stunde eine Mischung aus Heiterkeit, Empörung und Kopfschütteln über seine bereitwillige Annahme von Vorwürfen.

Bisweilen ist es hilfreich, nicht nur über den Patienten eine humorvolle Bemerkung zu machen, sondern auch über sich selbst, die therapeutische Situation oder auch Angehörige des Patienten. In gewisser Weise fällt man durch solche Interventionen aus der Rolle: Der Patient erwartet eine technisch neutrale Haltung freundlichen Begleitens und Konfliktaufdeckens, nicht aber rasche Infragestellungen durch die Karikatur seiner selbst, des Therapeuten oder gewisser typischer Szenen seines Lebens.

Von besonderer Bedeutung sind spontane heitere Bemerkungen der Patienten, besonders wenn sie beginnen, ihrerseits ihre Behandler gelegentlich auf die Schippe zu nehmen. Auf der einen Seite beginnt Psychotherapie in der Regel bierernst, oft begleitet von Weinen, Schmerz und großer Not. Versagende Ich-Funktionen erfordern Hilfs-Ich-Funktionen des Therapeuten, sodass sich der Patient naturgemäß in großer Abhängigkeit befindet – ganz unabhängig von rigiden Über-Ich-Strukturen. Das gibt weder Anlass zu besonderer Heiterkeit noch ist die Situation geeignet, Witze über den Behandler zu machen. Ausnahme sind die erwähnten Patienten mit sehr mangelhafter Über-Ich-Struktur, also antisoziale, narzisstische, histrionische und manche Borderline-Patienten. Beginnt der Patient im Laufe der Zeit, auch die Behandlungssituation oder seinen Therapeuten aufs Korn zu nehmen, bedeutet dies einen wesentlichen Autonomieschritt: Er selbst fühlt sich sicher und in der therapeutischen Beziehung geborgen genug, um spontanen Humor zu entwickeln, was fast immer auch Zeichen von konstruktiver Aggression ist. Mithin wächst der Patient buchstäblich auf Augenhöhe mit seinem Behandler heran und traut sich zu, ein bisschen »zu randalieren«.

Es ist von nicht zu unterschätzender Bedeutung, sich auf diese neue Beziehungsform einzulassen, statt steif und zurückhaltend zu reagieren – womöglich unter Verweis auf falsch verstandene therapeutische Zurückhaltung. Diese wäre in solchen Fällen Ausdruck einer professionellen Über-Ich-Verformung – man würde dem Patienten unbewusst zeigen, wie man es noch »doller« treiben kann als er selbst.

## 3.8 Humor und tragische Momente

Humor fordert uns heraus. Die oftmals komisch-tragische Lebenslage der Patienten erfordert rasche Wechsel zwischen empathischem Mitschwingen, sicher auch einem Stück Betroffenheit und im nächsten Moment der Infragestellung dessen, was sich zunächst als unabänderlich zu erweisen scheint. Und da Humor immer auch etwas Anarchisches hat und sich selbst genügen kann, gibt es eben auch keine goldenen oder gar eisernen Regeln für seinen Einsatz. Zudem ist er in jeder therapeutischen Beziehung anders, einzigartig und spezifisch für zwei Menschen. Gleiches gilt für Gruppenpsychotherapien: Eine Gruppe entwickelt sehr rasch eine ihr eigene Form, mit Konflikten, Tragik und auch Komik umzugehen. Mehr noch: In Einzel- wie Gruppentherapie bildet sich eine Witzkultur heraus, mit der auf Vorhergehendes Bezug genommen, es gibt *running gags* und Auszeiten, in denen gefrotzelt wird. Damit ist Humor an sich ein Stück neu gewonnener Lebendigkeit, mit der der Patient am Ende eine gelingende Behandlung verlässt.

Die Vitalität, die der Patient gewinnt, mit der Fähigkeit, sich selbst immer wieder auch nicht ganz ernst zu nehmen, steht jedoch einer bleibenden Tragik, einer Tragik des Lebens schlechthin gegenüber. Trauer über das Vergangene mag mit einem gewissen Sarkasmus, mit Belustigung über frühere Verhältnisse einhergehen. Schmerz über das Unwiederbringliche wird vielleicht mit mehr Lebensmut begegnet. Unterdessen mögen wir Bemerkungen des Patienten hören: »Sie sahen auch schon mal frischer aus!« Während der Bauphase meines Hauses äußerten verschiedene Patienten Vermutungen über durchzechte Nächte, Trauerfälle in meiner Familie oder auch ganz einfach Sorge um meine Gesundheit. Psychotherapeutische Behandlung ist für die Beteiligten nicht nur ein froher Wachstumsprozess, den alle jünger und kräftiger verlassen, als sie ihn eingingen. Einschränkungen und gesundheitliche Attacken begleiten uns alle, manche können wir mit Leichtigkeit, einem Achselzucken oder einer trockenen Bemerkung hinnehmen. Andere hingegen bedrohen Patient oder Behandler. Chronische Erkrankungen, sich einstellende Behinderungen oder Diagnosen mit ungünstiger Prognose lösen Verzweiflung, Angst und Trauer aus. Die Attacke ist nicht mehr eine durch verfolgende Gewissensinstanzen. Ein mildes, förderndes Über-Ich im Bunde mit einem kreativen Ich wird jedoch die Akzeptanz der Erkrankung und ihrer Folgen nicht behindern oder schuldhaft verarbeiten.

Ein weiteres, letztes Mal sind wir mit den Möglichkeiten von Humor und Gelächter konfrontiert. Dort, wo das Unabänderliche des Lebens und die eigene Endlichkeit – sei es in Form von Alter, Gebrechlichkeit, nahendem Tod, oder sei es angesichts von Verlusten, verpassten Lebenschancen und zunehmend eingeschränkter Möglichkeiten – den therapeutischen Prozess zu dominieren droht, ist es erneut der anarchische Charakter von Humor, der das Unabänderliche zwar akzeptiert, sich ihm aber nicht unterwirft. Witze über das eigene Schicksal haben den Charakter einer emanzipatorischen Empörung, wenn es gelingt, sich jenseits von Krankheit und Behinderung, Verlust und Einschränkung zu erleben. Die Weigerung des Ich, sich unter dem Eindruck der Endlichkeit vollständig aufzugeben, produziert den sarkastischen, ironischen oder tragischen Humor. Für immerhin kurze Momente ist die eigene Lage hoffnungslos, aber nicht ernst.

# 4 Was Sie schon immer über Sex wissen wollten, aber Ihre Patienten nie zu fragen wagten

## 4.1 Sexualität – ein tabuisiertes Thema?

Es gibt keine Therapie ohne das Thema Sexualität. Aber zum Glück gibt es Sex ohne Therapie.

Leidenschaften – Sexualität und Aggression – bestimmen menschliches Leben in weiten Bereichen. Die Offenlegung sexueller oder aggressiver Verhaltens- und Erlebnisweisen unterliegt jedoch scham- und schuldbesetzten Hemmungen: Sich mit sexuellen oder aggressiven Fantasien zu offenbaren, vor allem aber, sich geheime Neigungen einzugestehen, seien es zügellose Leidenschaften oder Gewalt- und Rachegedanken, fällt den meisten Menschen schwer – meist ebenso wie ihr Gegenteil, die gänzliche Hemmung oder Abwesenheit jeder Leidenschaft.

Doch Sexualität und Aggression bestimmen unser Liebesleben. Denn jedes Paar »einigt« sich auf eine individuelle Mischung von sexuellem Begehren und aggressiver Leidenschaft. Ohne jede Aggression ist Sexualität auf Kuscheln reduziert. Andererseits: Entgleist die Aggression, wird sie zu Gewalt und Überwältigung. Um nicht komatös nebeneinander auf der Couch zu enden, sind aggressive Herausforderungen und die Spiele mit erotischer Macht die Ingredienzen, die die Liebe am Leben halten.

Was für Patienten gilt, betrifft allemal auch ihre Behandler. Denn während der Pornomarkt boomt, geriet Freuds seinerzeit revolutionäre These, dass Unbewusstes und vor allem Triebhaftes menschliches Leben maßgeblich bestimmen, im Laufe der Entwicklung der Psychotherapie mehr und mehr in den Hintergrund. Doch Freuds Zumutung gilt bis heute und die Macht von Sexualität wird nicht geringer, wenn man sie in der Therapie weitgehend unbeachtet lässt. Tatsächlich bieten Internetportale alle erdenkbaren Dienstleistungen auf dem Gebiet von Sexualität und Erotik an: Partnerschaftsbörsen haben – nach eigenen Angaben – Millionen zählende (und zahlende) Mitglieder. Der User kann Beratung bei sexuellen Themen suchen oder Kontakte für spezielle sexuelle Wünsche und Vorlieben. Im sogenannten Darknet tummeln sich Pädophile, die Angebote nach z. B. Geschlechts- oder Alterspräferenz, nach sexuellen Praktiken oder dem Ausmaß an ausgeübter Gewalt an den Opfern auswählen können.

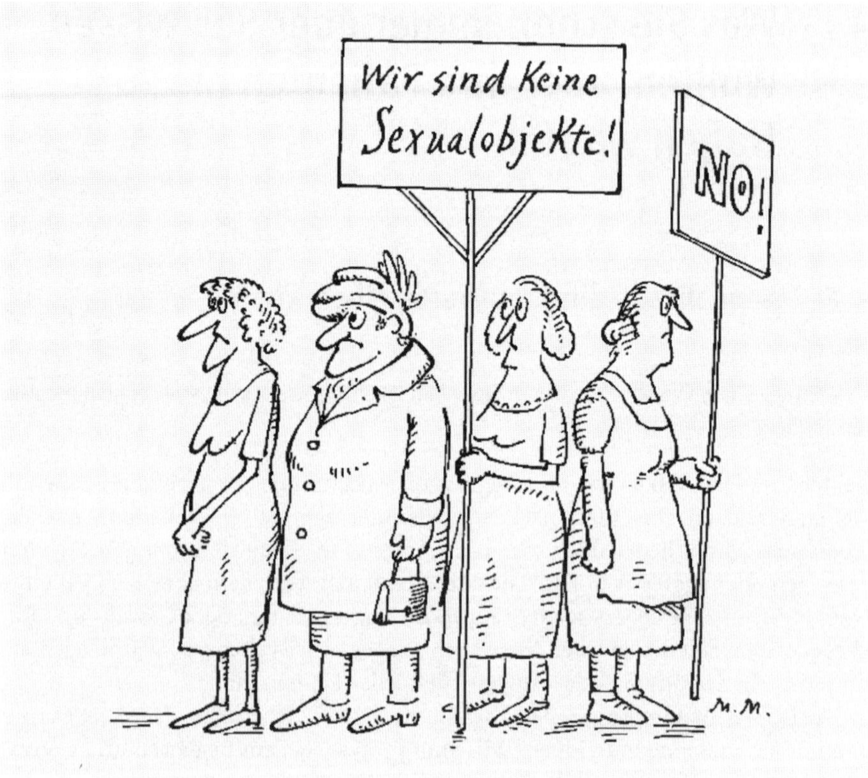


**Abb. 4-1** Ohne Titel. Zeichnerin: Marie Marcks. © Verlag Antje Kunstmann

Psychotherapeuten laufen Gefahr (falls dies denn als Gefahr gelten sollte), ihren Patienten im Internet zu begegnen: Begibt man sich als Therapeut auf Partnersuche im Netz, ist es nicht unwahrscheinlich, dass man einem eigenen Patienten begegnet. Dies muss nicht nur aktuelle Patienten betreffen: Längst vergangene Behandlungen und die Gesichter der Patienten können in Vergessenheit geraten, im günstigen Fall haben sich die Patienten sehr zu ihrem auch äußerlichen Vorteil entwickelt. Kurz: Man muss nicht jeden Patienten auf Fotos sofort erkennen, was auch für Begegnungen und Treffs gilt. Allerdings: Der Patient wird einen mit Sicherheit wiedererkennen, was den Therapeuten in eine peinliche Lage bringen kann.

Zeitgleich steigt die Zahl der Singlehaushalte kontinuierlich an: Im Bundesdurchschnitt waren im Jahr 2015 bereits 41,4 % Einzelhaushalte (zum Vergleich: Im Jahr 2000 waren es 36,1 % und 1980 lediglich 30,2 %) (Statistisches Bundesamt, o. J.). Während also Intimität im Alltag offensichtlich kontinuierlich abnimmt, zählen Pornoseiten bei Suchmaschinen zu den Spitzenreitern. Umso mehr erstaunt es, dass in aktuellen psychotherapeutischen Modellen Sexualität eine eher vernachlässigte Größe ist. Demgegenüber gerät Sexualität in traumaorientierten Ansätzen häufig in düsteres Licht. Selbstpsychologische Theorien konzentrieren sich auf die Organisation, Kohärenz und Integration des Selbst in Beziehung zu bedeutsamen Anderen; die Dialektisch-Behaviorale Therapie fokussiert Suizidalität, Spannungszustände, Selbstverletzungen oder andere dysfunktionale Verhaltensweisen stark agierender Patienten (um nur einige Modelle zu nennen).

Während Freuds Libidotheorie in der von Doppelmoral geprägten Zeit ihrer Entstehung eine unerhörte Zumutung darstellte, haben sich zwischenzeitlich die Verhältnisse nahezu umgekehrt: Sex und Pornografie sind Alltag, jedoch kaum in der Psychotherapie. Damit hat sich die Spaltung zwischen therapeutischen Inhalten und banaler Alltagskultur lediglich umgekehrt.

Zwar erweist sich die Libidotheorie und die mit ihr verknüpfte Theorie menschlicher Entwicklungsphasen durch Kindheits- und Entwicklungsforschung als weitgehend widerlegt. Doch die Bedeutung unserer biologischen Lebensgrundlagen, der Instinkte und Triebe bleibt bestehen. Thriller, Western, Fantasie- und Horrorprodukte einerseits, alle Arten und Varianten von Pornografie andererseits dominieren den Markt von Film, Literatur und Internet. Insofern ist es erstaunlich, dass inzwischen zwar Spezialisierungen von Therapieprogrammen für alle möglichen Arten von Internetsucht – Killerspiele wie Pornografie – angeboten werden, sexuelle Fantasien, Wünsche und Nöte jedoch weder im therapeutischen Alltag noch in aktuellen Publikationen eine prominente Rolle spielen.

## 4.2 Die Liebe in der Therapie

Die weitgehende Vermeidung sexueller und erotischer Themen im therapeutischen Prozess hat nicht zuletzt ihre Ursache in der hohen Intimität, die eine therapeutische Beziehung mit sich bringt. Von Anfang an spielt wechselseitige Sympathie bei der Therapeut-Patient-Passung eine große Rolle: Die Chemie zwischen Behandler und Patient muss stimmen – der grundlegendste Wirkfaktor von Psychotherapie schlechthin. Man muss den Patienten mögen, sich vorstellen können, wie er regrediert oder wütend wird, wie er liebt oder hasst, wie er nervt oder langweilt, aufregt oder schmeichelt. Dieses fantasievolle Arbeiten mit der Gegenübertragung in den ersten Stunden checkt die Tragfähigkeit der Beziehung für kommende schwierige Zeiten vor der Aufnahme der eigentlichen Therapie. Nur eines geht selbstverständlich unter keinen Umständen: Die Verwandlung der therapeutischen in eine reale Beziehung. Auch das muss einem nicht nur von Anfang an klar, sondern vor allem ganz sicher sein. Der heikle Selbsterkundungstest besteht also darin, ob man den Patienten ausreichend, aber eben auch nicht zu sehr mag.

Allerdings: Die zunehmend strengen Regeln – fälschlich mit Abstinenz (▸ Kap. 1.2) überschrieben – hinsichtlich der Zurückhaltung eigener Bedürfnisbefriedigungen erleichtern nicht unbedingt diesen Check. Denn wenn bereits das Betreten einer psychotherapeutischen Praxis jede künftige Beziehung ausschließt, wird das Thema der Liebe und Freundschaft eher tabuisiert, statt einem rationalen und vernünftigen Umgang zugänglich gemacht zu werden. Es gilt zu unterscheiden zwischen Missbrauch durch Ausnutzung auf materieller, sexueller oder narzisstischer Ebene und dem Entdecken einer aufregenden Möglichkeit: entweder bei der ersten Begegnung oder Jahre nach einem professionellen Kontakt. Zu Recht man mag entgegnen, dass dies gerade auch jeder Art von Missbrauch Tür und Tor öffnet.

Doch Liebe und sexuelle Leidenschaft lassen sich nicht durch rigide Maßregeln aus der Welt schaffen. Weder dürfen therapeutische Kontakte unmittelbar nach ihrem Ende in reale Beziehungen verwandelt werden (ganz zu schweigen von Übergriffen während laufender Therapien), noch ist es hilfreich, jeden Realkontakt für alle Zeiten nach jeder Art von professioneller Begegnung auszuschließen. Letzteres fördert alle Formen von Heimlichkeiten und Doppelmoral. Rigidität von Regeln kann keine Prüfung des individuellen und jeweils einzigartigen Falles ersetzen. Nicht Angst und Tabu, sondern Vernunft und Maß müssen der Maßstab psychotherapeutischen Handelns sein – innerhalb wie jenseits der Therapie. Diese Maxime bestimmt auch das Verhalten für zufällige Begegnungen auf einer Party, an der Fleischtheke des Supermarkts oder – um ganz kühn zu sein – in der Sauna. Vermeidung aller erdenklichen zufälligen Kontaktsituationen endet in professionellen Verformungen eines ängstlich-steifen Therapeutenverhaltens auch jenseits der Berufsausübung. Man wird sich früher oder später im Verlauf seines Berufslebens privaten Begegnungen mit Patienten stellen müssen, gerade dann, wenn man es am wenigsten erwartet oder auch gar nicht bemerkt, weil man Patienten gar nicht mehr erkennt.

Eine Nachbarin und gute Freundin hatte mich gebeten, ihr mit einer Reihe anderer Freunde beim Umzug zu helfen. Als ich morgens eintraf, teilte sie gerade ihre Freunde in Gruppen zum Tragen ein (sie ist gelegentlich eine etwas resolute Person). Mir wurde von ihr ein ehemaliger Patient, den ich nur wenige Augenblicke vorher unter den Helfern entdeckt hatte, zugeteilt, mit der Aufforderung, doch schon mal eine Kommode aus der zweiten Etage in den Umzugswagen zu tragen. Wir schauten uns kurz an, grinsten und akzeptierten. Es wäre für meinen »Möbelpackerkollegen« äußerst beschämend gewesen, wenn ich ihn – wie in der vergangenen Therapie – gesiezt hätte, während sich alle anderen Beteiligten selbstverständlich duzten, ob sie sich nun vorher bereits kannten oder nicht. Also sagte ich ihm beim Schleppen auf der Treppe, »Ich heiße Micha«, was er dankbar und lachend mit der Nennung seines Vornamens quittierte. Im weiteren Verlauf hatten wir viel Spaß und lachten miteinander, was wir auch während der vergangenen Therapie oft taten. Niemand konnte bemerken, was uns ehedem schon verband, wobei ich nicht wusste, wer eventuell von den Beteiligten von seiner Behandlung bei mir Kenntnis hatte. Wie das so ist beim Möbelschleppen: Man trinkt am Ende ein Bier miteinander, nimmt sich auf die Schippe und ist Teil einer zufällig zusammengewürfelten Gruppe. Sicher war dies ein gelungenes Treffen, das bei anderem Verlauf der Behandlung, gegengeschlechtlicher Passung und schweren Symptomen ganz anders hätte verlaufen können. Doch selbst dann: Was wäre die Alternative gewesen, die nicht zu einer Beschämung des Patienten vor den anderen geführt hätte? Hätten wir nicht auch dann versucht, uns möglichst normal zu verhalten und uns auf der Treppe kurz ausgetauscht, wie wir gemeinsam »aus der Nummer« ohne Beschädigung rauskommen könnten?

## 4.3 Sexuelles zwischen Patient und Therapeut

Ob man will oder nicht: Patient und Therapeut taxieren sich beim ersten Kontakt hinsichtlich ihrer sogenannten Chemie: Erste Eindrücke des Äußeren, des Geruchs, der Bewegungen, der Ähnlichkeit mit nahen Angehörigen oder unglücklichen Lieben und selbstverständlich auch der erotischen Ausstrahlung gehen in diese Bewertung ein. Mehr oder weniger bewusst werden beim ersten Kontakt Attraktivität,

Rivalität oder Solidarität, Gemeinsamkeiten hinsichtlich der persönlichen Lebensumstände, möglicher eigener Krankheiten oder jener der Angehörigen überprüft oder umgekehrt Unterschiede registriert. Dabei kann auch intensive Abneigung oder Hass eine Rolle spielen: Identifiziert ein Behandler – ob zu Recht oder nicht – z. B. einen Patienten als typischen Macho mit rechtsextremen Neigungen, kommt es wahrscheinlich zu leidenschaftlicher Abneigung. Es wäre also falsch anzunehmen, solche Checks würden sich exklusiv auf Sexualität beziehen. Wie es auch wenig ratsam wäre, diese vom ersten Eindruck verbannen zu wollen.

**Initiale Übertragung**

Von prognostischer Bedeutung für den möglichen Erfolg oder Misserfolg einer Behandlung ist die initiale Übertragung des Patienten. Kommt der Patient mit einem Vertrauensvorschuss (»Hier wird mir geholfen«), mit Hoffnung und einer positiven Übertragung in die ersten Stunden? Oder zeigt sich der Patient feindselig, misstrauisch und verschlossen? Lässt der Patient die Entwicklung von Kontakt und Beziehung zu?

Voraussetzung für diese Unterscheidungen ist allerdings, dass man als Behandler den Patienten willkommen heißt, sich also freundlich-zugewandt zeigt und eine angenehme Atmosphäre in Sprechstunden und Probatorik anbietet.

Im Laufe der Berufstätigkeit wird man immer mal wieder mit neuen Patienten konfrontiert, die zunächst weniger durch Symptome, sondern buchstäblich auf den ersten Blick durch gewinnendes Äußeres beeindrucken: Findet man den Patienten attraktiv und sexy, kann man sich in seiner professionellen Haltung bedroht, verunsichert und irritiert fühlen. Die stets strenger werdenden ethischen Richtlinien machen es nicht leichter, sich die eigenen Empfindungen einzugestehen: Sexuelle Regungen und erotische Fantasien des Therapeuten scheinen per se deplatziert. Doch gerade solche Gegenübertragungen können wichtige Hinweise auf die Psychodynamik sein:

- Triggert oder unterdrückt der Behandler angemessene Äußerungen von Triebwünschen des Patienten?
- Fürchten die Beteiligten einander auf der sexuellen Ebene?
- Ekel, Scham, Lust, Anziehung? Bei wem?
- Sexualisierung etwa als Abwehr von Leere, Beziehungslosigkeit, Verlassenheitsängsten? Durch wen?
- Voyeurismus/Exhibitionismus in der Behandlung? Bei wem?
- Triebbefriedigung durch Reden (»dirty talking«) bei einem oder allen Beteiligten?
- Vermeidung wegen eigener oder fremder Schamgefühle?
- Verwechslung eigener mit fremden Schamgefühlen: Entdifferenzierung der Selbstgrenzen?

Sexuelle Themen schwingen in jeder Behandlung mit oder werden im Laufe der Zeit explizite Themen. Denkbar sind verschiedene Kombinationen und Passungen:

Patient und Therapeut im Einzelsetting können

- beide heterosexuell orientiert sein bei entweder gleicher oder gegengeschlechtlicher Passung;
- bei beiderseitiger Homosexualität gleicher oder gegengeschlechtlicher Passung sein;
- homo- und heterosexuell sein und das wiederum bei gegen- oder gleichgeschlechtlicher Passung.

Auf den ersten Blick weniger deutlich erkennbar ist Sexualität bei ödipalen Themen (▸ Kap. 8) angesichts von

- Ähnlichkeit oder deutlicher Differenz des Alters (meist komplizierter und den Behandler in Nöte bringend: älterer Patient versus jüngerer Behandler),
- Ähnlichkeit oder deutlicher Differenz der Attraktivität und erotischen Anziehung (Angst-Lust versus Abneigung-Abscheu),
- Abwesenheit erotischer Anziehung ein- oder beiderseitig (Erleichterung versus Enttäuschung),
- reich versus arm (Neid oder Missgunst gegenüber Bewunderung oder Idealisierung).

Patienten beobachten ihre Behandler sehr genau: Aus gutem Grund, denn sie begeben sich in eine heikle Abhängigkeit und wollen natürlich wissen, mit wem sie es zu tun haben und ob der wohl im eigenen Leben bessere Lösungen gefunden hat als sie selbst. Dies betrifft zunächst die Äußerlichkeit des Behandlers und seiner Räumlichkeiten:

- Vermitteln die Räume Individualität, Wärme oder Kälte?
- Legt der Behandler Wert auf sein Äußeres, wirkt er overdressed oder vernachlässigt (Modellernen)?
- Ist der Behandler auch ein sexuelles Wesen?
- Behaglichkeit und Lust an Gestaltung/Selbstäußerung?
- Verbirgt sich der Behandler ängstlich oder exhibitioniert er mit Familien- oder Urlaubsfotos?

Leider scheinen viele Psychotherapeuten sehr wenig Wert auf das eigene Erscheinungsbild zu legen. Attraktive Kleidung und Äußeres, ganz zu schweigen von erotischer Ausstrahlung, gelten rasch als narzisstisch. Doch gerade die oftmals geradezu offensive modische Verunstaltung, die Vernachlässigung körperlicher Attraktivität durch Haltung, Bewegung, Unsportlichkeit und gelegentlich auch mangelnde Körperpflege ist eine sehr deutliche Botschaft an Patienten: Erotik findet nicht statt und Sexualität verkommt allenfalls zur Verrichtung. Mitunter hört man Hinweise auf sogenanntes »natürliches Äußeres« als Wert schlechthin. Der Verweis auf das Natürliche ist jedoch eine Wertvorstellung der Nationalsozialisten und aller möglichen totalitären Ideologien, die Individuelles verteufeln (zur Kritik des biologischen Naturalismus, also des Versuchs, Werte aus der Biologie abzuleiten, s. Popper 1957). »Natürlich« wären wir allenfalls mit starkem Körpergeruch, langen Bärten, schlechten Zähnen, Ganzkörperbehaarung und einer Frisur wie das

Fell eines Köters. Stattdessen geht es um eine angemessene Selbstdarstellung von Psychotherapeuten in ihren Räumen und mit sich selbst, die selbstverständlich auch die eigene Körperlichkeit umfasst. Alles andere dokumentiert unbewusst eine große Angst vor Erotik und Körperlichkeit, vor Ästhetik und Geschmack. Was sollte daran für eine Psychotherapie von Vorteil sein?

Die Begegnung zweier Menschen in einem psychotherapeutischen Setting ist stets eine Gratwanderung. Intimität der Themen, der geteilten emotionalen Erlebnisse und der zunehmenden Vertrautheit gerät häufig auch zu einer erotischen Begegnung – wenn auch einer nicht ausgelebten. Die Grenze zwischen erlebter und ausgelebter Erotik ist immer wieder neu zu finden; sie ist nicht durch kühle Abgrenzung und auch nicht durch lockere Ungezwungenheit gewährleistet.

Hat der Psychotherapeut ein befriedigendes Sexualleben, mag es leichter fallen, sich unbefangen mit eventuell aufregenden sexuellen Themen des Patienten zu befassen. Doch keine noch so erfüllende Partnerschaft erfüllt alle Wünsche und Fantasien. Häufig kennen Sexualpartner die zentralen sexuellen Fantasien trotz oder gerade wegen großer Vertrautheit nicht oder nur in Teilbereichen. Insofern gerät man leicht zum Zuschauer bei Praktiken, auf die man selbst verzichtet oder glaubt verzichten zu müssen. Umso größer werden Neugierde und Interesse, Neid oder eventuell auch Missgunst. Hat man gerade keinen Partner, wird man die Partnersuche des Patienten mit Wohlwollen oder Neugierde, mit Schmerz oder Neid verfolgen. Trennt man sich gerade, so wird man Konflikte des Patienten auf diesem Hintergrund erleben. Je nach eigener Befindlichkeit wird man mehr oder weniger bewusst eher Trennung oder Kompromisse unterstützen.

## 4.4 Das Heil liegt nicht in der Vermeidung

Sigmund Freud wurde als »Schmutzfink aus der Wiener Berggasse« beschimpft, weil er die Rolle der Sexualität für bewusstes wie unbewusstes menschlichen Lebens betonte. Mit den berechtigten Zweifeln an der Libidotheorie als umfassende Grundlage menschlicher Konflikte geriet Sexualität immer mehr in den Hintergrund psychotherapeutischer Theorie und Praxis. Der schwierige Umgang mit sexuellen Themen in der Behandlung und vor allem Sexualität in der Behandlung wird so mehr oder weniger komfortabel vermieden.

**Fragen der Triebtheorie (in Anlehnung an Pine 1990)**

Auch wenn die Triebtheorie als umfassendes Konflikt- und Entwicklungsmodell überholt ist, können manche Fragestellungen aus ihrer Theorie in der Therapie hilfreich sein:

- Welcher Trieb oder welches Bedürfnis wird gerade ausgedrückt oder abgewehrt?
- Handelt es sich eher um orale Versorgungswünsche, um anale Bedürfnisse der Kontrolle, der Retention oder zwanghaften Abwehr? Geht es um Depotenzierung, Minderwertigkeitsgefühle, Macht oder Rivalität? Um Auflehnung gegen Autorität?
- Wie wird abgewehrt? Oder wie misslingt die Abwehr?
- Wie passen Ängste oder Schuldgefühle zum abgewehrten Konflikt?

Konsequenterweise wird sehr häufig auf eine genaue Sexualanamnese verzichtet; man gibt sich mit Angaben über die Anzahl der Partner zufrieden oder unterlässt die Frage nach zentralen sexuellen Fantasien. Besonders bei Paraphilien, also sogenannten Perversionen, eröffnet die Klärung sexueller Praktiken, Fantasien gelebter oder ungelebter Wünsche und Vorstellungen einen Zugang zu inneren Konflikten, zu eventuellen Gefährdungen des Patienten selbst oder Dritter. Strangulationspraktiken zur Steigerung sexueller Lust allein können lebensgefährlich sein, ebenso wie sie zu zweit oder in der Gruppe durch Verletzung des Kehlkopfes tödlich enden können. Das Aufsuchen pädophiler Internetseiten bedroht das gesamte soziale Leben des Patienten durch mögliche Strafverfolgung, ganz abgesehen von den indirekten Schädigungen, die den dargestellten Kindern und Jugendlichen zugefügt werden. Eine Beschlagnahmung von Computern im Rahmen einer polizeilichen Hausdurchsuchung ist das Ende einer »normalen« Familie mit Frau und Kindern, nicht selten auch der beruflichen Existenz.

Ein Mitte 40-jähriger Akademiker, verheiratet, zwei Söhne im Alter von 10 und 12, stellt sich wegen chronischer Eheprobleme, rezidivierender mittelgradiger depressiver Episoden und einer AIDS-Phobie vor. Schon lange gebe es zwischen ihm und seiner Frau keine sexuellen Kontakte mehr, sie lebten im gemeinsamen großen Haus weitgehend getrennt. Ausführlich schildert er zermürbende, sich der Klärung innerhalb der Partnerschaft hinziehende Konflikte, die beide Eheleute auch schon in verschiedenen Beratungen angegangen seien. Offen bleibt die Frage nach der Genese der AIDS-Phobie. Erst auf insistierendes Nachfragen räumt der Patient ein, regelmäßig in Bahnhofstoiletten sexuelle Kontakte mit jugendlichen männlichen Strichern zu suchen. Zum Höhepunkt komme er regelmäßig, wenn der Analverkehr für die Stricher schmerzhaft sei. Von alldem wüssten seine Frau und vor allen Dingen seine Kinder nichts. Während der Schilderung wirkt der Patient eher kühl, zeigt keine Gefühle von Scham oder Schuld. Es taucht natürlich die Frage auf, inwieweit seine beiden Söhne im Laufe der weiteren körperlichen Entwicklung Gefahr laufen, in die Fantasien oder Handlungen des Patienten mit einbezogen zu werden. Auf Nachfrage beteuert der Patient, er werde auf keinen Fall seine Söhne in irgendeiner Form belästigen, noch spielten sie in seinen Fantasien eine Rolle. Die zunächst irrational erscheinende AIDS-Phobie macht auf den zweiten Blick durchaus Sinn, da der Patient ungeschützten Analverkehr praktiziert. Die hier geschilderten Hintergrundinformationen teilt der Patient jedoch nicht spontan mit. Stattdessen ist eine ausführliche und sehr konkrete Sexualanamnese Voraussetzung für sowohl die Klärung der Zusammenhänge, als auch für die heikle Frage, ob seine Söhne ab einem gewissen Alter ihrerseits in Gefahr gerieten, katastrophalen Schaden zu nehmen.

Da der Patient beruflich eine öffentliche Funktion hat, läuft er zudem Gefahr, erpressbar zu werden. Sollten seine heimlichen Sexualkontakte publik werden, wäre vermutlich sowohl seine berufliche Existenz als auch seine Familie und die Beziehung zu seinen Söhnen zerstört.

## 4.5 Schamgrenzen und die Entdifferenzierung von Subjekt und Objekt

Das häufige Versäumnis, eine Sexualanamnese zu erheben und eventuell sehr konkrete Fragen nach Vorlieben, Praktiken oder Fantasien zu stellen, begründet sich meist in der Schamhaftigkeit der Behandler. »Das kann man doch nicht fragen« oder »Ich würde im Boden versinken, wenn man mich das fragen würde« unterstellt, der Patient würde ganz ähnlich wie der Therapeut empfinden. Das muss jedoch keineswegs der Fall sein. Bei dissozialen (▸ Kap. 5), bestimmten narzisstischen oder histrionischen Persönlichkeiten kann der Behandler in für ihn peinliche Situationen geraten, weil die Patienten eher exhibitionistisch-offensiv mit sexuellen Themen umgehen. Gelegentlich werden Thematisierungen auch zur Machtausübung und Kontrolle über den Therapeuten verwendet. Umgekehrt kann natürlich auch ein narzisstischer Behandler seine Patienten durch gezielte Fragen in Verlegenheit bringen, die er genießt. An dieser Stelle wird die Nähe von Sexualität und aggressiver Machtausübung deutlich. Was in der Intimität zwischen zwei Menschen durchaus lustvoll sein kann, nämlich das Spiel mit Submission und Dominanz, wird in der therapeutischen Behandlung zum aggressiven Übergriff.

Empathie ist uns bei unserer therapeutischen Arbeit ein unverzichtbares Hilfsmittel. Doch gerade bei sexuellen und aggressiven, eventuell gewaltzentrierten Themen kann Empathie zur Erkenntnisblockade werden. Die in Supervisionen häufig geäußerte Abwehr »Das kann ich doch nicht fragen, ich würde an seiner Stelle im Boden versinken vor Scham« kann eine Auflösung der Subjekt-Objekt-Differenzierung bezeichnen: Man verwechselt eigenes Erleben mit dem des Patienten und glaubt, der Patient würde ganz ähnlich fühlen und reagieren wie man selbst. Genau genommen verhält man sich also keineswegs empathisch, denn Empathie würde in solchen Fällen bedeuten, dass man sich einfühlt in die Lust an Gewalt, aggressiv-gewalttätiger Sexualität, Paraphilien oder eben der Abwesenheit von Begehren und Lust. Vielmehr sind es eigene Hemmungen, die einen Fragen zurückstellen und konkrete Praktiken oder Gewaltexzesse nicht eruieren lassen.

**Praxistipp**

Üben Sie vor dem Spiegel mit einer Stimme in Zimmerlautstärke Fragen, die Ihnen im Kontakt mit den Patienten peinlich sind oder die Sie erst gar nicht zu denken wagen. Sprechen Sie, ohne zu stottern, räuspern oder rot zu werden, über Genitalpiercings, Analverkehr, erregende Fantasien beim Betrachten des Partners in Swingerclubs. Schauen Sie sich dabei an, und sprechen Sie so lange über solche und andere Themen, bis Sie sich selbst Ihre Gelassenheit und Authentizität abkaufen. Ein vergleichbares Übungsprogramm kann man sich auch für Themen rund um Gewalt vornehmen.

Manche Sexualstraftäter oder forensische Patienten neigen dazu, ihren weiblichen Therapeuten sexuelle Details zu schildern, die die Behandlerinnen ekeln, ängstigen oder ärgern. Häufig vermeiden die Behandlerinnen dennoch eine deutliche Begrenzung; zunächst in der Hoffnung, es handele sich um eine einmalige Schilderung, die möglichst bald vorübergehen soll, dann bei Wiederholungen, weil man ja bei den ersten Malen nichts gesagt habe. Obendrein steht die unausgesprochene Frage des Patienten im Raum, wieso sich denn die Therapeutin plötzlich Offenheit verbiete, die sie doch sonst beständig einfordere. Womöglich mit der scheinbar empathischen Frage, ob ihr das Thema irgendwie unangenehm wäre, oder deutlich aggressiver, ob sie verklemmt sei. Eine sinnvolle Antwort wäre z. B.: »Keineswegs, wie Sie gleich bemerken werden: Es geht hier nämlich mitnichten um sexuelle Themen, sondern um genau jene Gewaltausübung, die auch ihre Taten kennzeichnete. Bloß, dass Sie sich hier auf verbale Gewaltausübung beschränken müssen, die Sie jedoch erkennbar genießen. Sie sehen, mit Sexualität hat das eigentlich nichts zu tun. Sie missbrauchen das Gebiet der Sexualität, um Ihre Gewaltideen zu feiern. Wer ist jetzt verklemmt?!« In weniger gravierenden Fällen kann man sich auch erkundigen, wozu die Details wichtig sind. Besonders perfide sind geflüsterte Obszönitäten, die so leise gesprochen werden, dass sich das Gegenüber fragt, ob es sich eventuell verhört habe (was man insgeheim auch hofft). Meist wird deshalb nicht sofort nachgefragt, was der Patient gesagt hat. Eine sofortige Intervention verhindert, dass sich der Patient immer wieder und stets etwas lauter äußert. In solchen Fällen geraten Behandler in Rechtfertigungsnöte sich selbst und Kollegen gegenüber, weshalb man nicht sofort einschritt, weshalb man es so lange habe laufen lassen und ob man denn jetzt überhaupt noch glaubhaft intervenieren könne, weil man ja bisher scheinbar einverstanden war. Bevor man sich weiter in Verlegenheiten verstrickt, ist ein offensives Vorgehen ratsamer: »Ich bemerke seit einiger Zeit, dass Sie zunächst unverständlich, dann aber immer deutlicher hörbar Obszönitäten in meine Richtung flüstern. Bevor wir über die Hintergründe Ihres Verhaltens sprechen, fordere ich Sie ultimativ auf, künftig jede Art von obszönen Bemerkungen zu unterlassen. Können Sie das gewährleisten?«

Eine attraktive Frau, Anfang 20, stellt sich mit einem Partnerschaftsproblem und der Frage nach der beruflichen Zukunft vor. Ihr Freund sei sehr wohlhabend und konsumiere regelmäßig Opiate. Sie selbst habe dies nur am Wochenende getan, jetzt aber aufgehört. Nachdem sie durchgehend abstinent sei, falle ihr auf, wie »komisch« ihr Partner unter dem Konsum sei und wie wenig sie mit seinem Verhalten anfangen könne. Sie sei ohne Ausbildung und arbeitslos, ihr Freund sorge für den Lebensunterhalt, finanziere auch den Konsum. Wenn sie sich trenne, müsse sie sich um Lebensunterhalt und eine Ausbildung kümmern, was ihr Angst bereite. Überhaupt habe sie Angst, auf sich gestellt und allein zu sein. Zwischenzeitlich habe sie eine Nebenaffäre gehabt, wovon ihr Partner nichts wisse. Ihr Freund wisse auch nicht, dass sie sich gelegentlich prostituiert habe, was sie mir ohne erkennbare Schamgefühle quasi en passant mitteilt.
Fast wie selbstverständlich gehe ich davon aus, dass sie damit ihren Rauschmittelkonsum finanziert habe – ein Empathiefehler, da ich mir andere Gründe gar nicht vorstellen konnte, wie sich gleich zeigen wird. Sie klärt mich auf, dass sie sich prostituiert habe, weil sie das spannend und sehr erregend fand. Ich fühle mich verwirrt und zugleich neugierig: Soll ich weiterfragen? Und wozu? Um meine Neugierde zu befriedigen oder den Sachverhalt zu klären? Worum geht es jetzt? Um eine erotische Sequenz in der Behandlung? Sollte ich gerade nicht mehr weiterfragen, weil ich auf jeden Fall auch meine Neugierde bediene? Vermeide ich dann nicht, um nur ja nicht im Eigeninteresse zu handeln, wichtige Fragen? Mir scheint, ich sollte jedenfalls das Gefährdungspotenzial für die Patientin klären, und ich erkundige mich, wo sie sich prostituierte. Die Patientin nennt einen bekannten Straßenstrich. Im nächsten Moment scheint es, als ob ich aus Eigeninteresse gefragt hätte und womöglich bald auch zu ihren Kunden gehören könnte, was mich mit Scham erfüllt. Das potenzielle Missverständnis erschreckt mich zudem, weil ich auf gar keinen Fall in den Ruch eines Freiers geraten möchte. Ich beschließe, dass es darum nicht geht und der Straßenstrich erhebliche Gefahren birgt. Gleichzeitig bemerke ich, dass die Patientin offenbar Freude an der Sexualisierung unseres Kontakts hat. Mehr oder weniger zeitgleich stellt sich heraus, dass sie einen Platz in einer Ausbildungsmaßnahme irgendwo in Deutschland gefunden hat. Spürbar ist ihre Angst vor dem Neuen und Unbekannten. Zugleich steigert

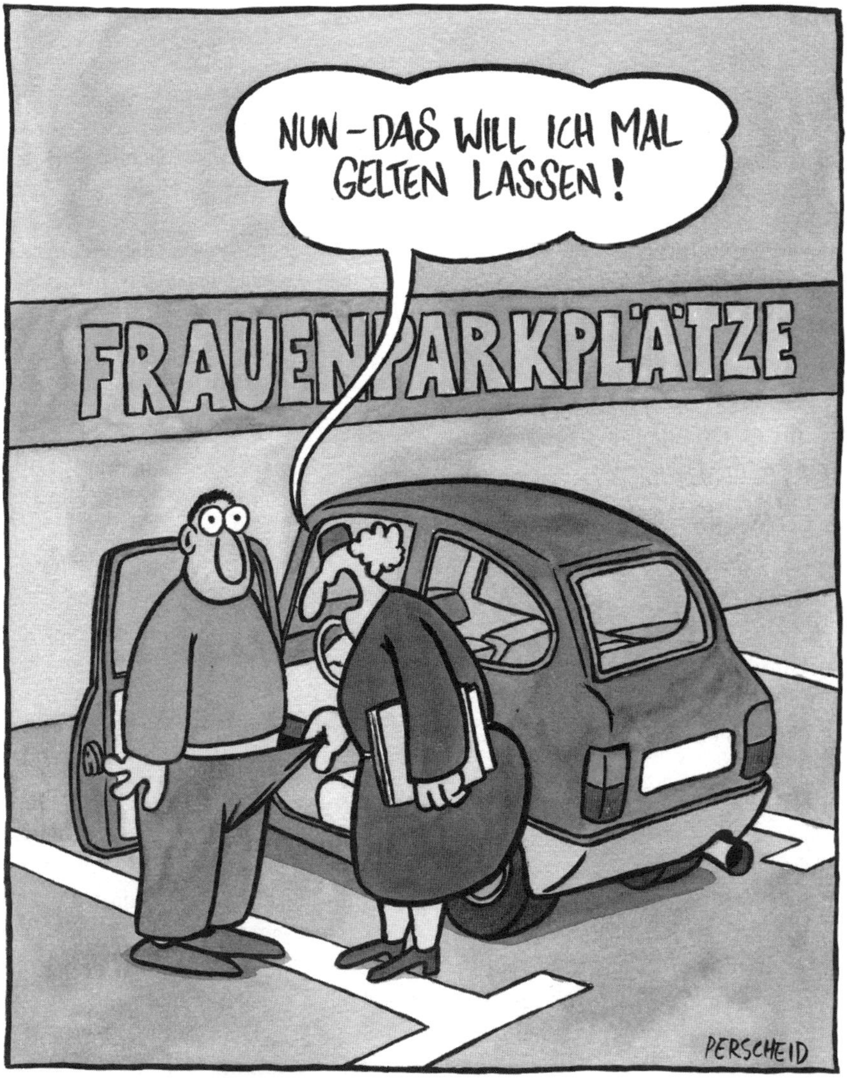


**Abb. 4-2** Ohne Titel. © Martin Perscheid

die Patientin ihre Anstrengungen hinsichtlich ihres Äußeren. Ich spreche die Sexualisierung an und versuche ihr aufzuzeigen, dass sie ihre Ängste durch Sexualisierung und Kontakte zu Männern zu kompensieren trachtet. Die kurze Therapie endet mit den Worten der Patientin: »Vielleicht sehen wir uns ja nochmal.« Bei Durchsicht der Akte stelle ich fest, dass sie nie ihren Anamnesefragebogen abgegeben hat.

**Praxistipp**

Psychotherapie lebt von den Repräsentanzen, die im Behandler entstehen: Solchen über den Patienten zuallererst, dann aber auch über Partner, Freunde, Kinder, Eltern. Kann man sich die Angehörigen irgendwie vorstellen, oder bleibt ihr Bild blass, leer, ohne Farben und Konturen? Kann man die Art der Beziehungen des Patienten zu seinen Angehörigen imaginieren? Kann man sich die von ihm geschilderte Sexualität vorstellen, oder hat man den Eindruck, der Patient könne keine erotische Spannung aufbauen? Welche Fantasien melden sich in der Gegenübertragung, und haben diese mit den Themen zu tun, mit denen der Patient vorstellig wird? Passen die Gegenübertragungsfantasien zu den Spontanangaben des Patienten oder nicht?

## 4.6 Sexuelle Inhalte im Verlauf der Behandlung

Verläuft eine Therapie erfolgreich und kommt es zu entscheidenden Verbesserungen im Leben eines Patienten, wird dieser meist auch äußerlich attraktiver, ganz abgesehen davon, dass Erfolg im weitesten Sinne anziehender macht. Man muss also damit rechnen, dass der Patient attraktiver und charmanter wird und sein wachsendes Selbstbewusstsein durchaus auch leicht provokantes, flirtendes oder gewinnend scherzendes Verhalten fördert. Nicht selten zeigen Patienten dann auch mehr sexuelles Interesse, besonders wenn eine Partnerschaft als eventuell unerwünschte, aber häufige Nebenwirkung zerbrochen ist. Das wieder oder neu erwachte erotische Interesse wird natürlich auch in der therapeutischen Beziehung spürbar, was entweder erfreulich oder auch ängstigend auf den Behandler wirken kann.

Bei Misserfolg der Therapie kann es zu Vorwürfen gegenüber dem vermeintlich erfolgreichen und attraktiven Behandler kommen. Besonders bei isolierten Patienten ohne sexuelle Vorerfahrungen können sich hartnäckige Liebesübertragungen zeigen, die einer Beendigung der Therapie entgegenstehen, zu Suiziddrohungen führen und den Behandler in eine missliche Lage bringen: »So einen interessanten, verständnisvollen und attraktiven Partner wie Sie finde ich nie!« Patienten tauschen dann die Therapie gegen die »reale« Welt ein, erleben in der Behandlung die intimste und erfüllendste Beziehung, da sie jenseits der Therapie kaum Kontakte unterhalten. Aus Furcht vor einer solchen Entwicklung oder auch aus Scham neigen manche Patienten zu prophylaktischen Statements, etwa: »Bilden Sie sich bloß nicht ein, ich würde mich in Sie verlieben. Das wär' ja wohl das Allerletzte!« In diesem Fall handelt es sich um einen Widerstand gegen die Übertragung, im vorgenannten um einen Widerstand gegen die Auflösung der Übertragung. Man könnte z. B. humorvoll antworten: »Da haben Sie allerdings Recht, wäre ja noch schöner!«

Im Verlauf der Behandlung werden viele Beziehungsbereiche erst nach und nach deutlicher:

- Versucht der Patient Zuwendung durch Sexualisierung (innerhalb oder außerhalb der Therapie) zu erzielen?
- Gestatten ihm Sexualisierungen vornehmlich Machtausübung und Manipulation (instrumentalisierte Beziehungsgestaltung zum Erreichen eigener Ziele)?

- Existieren nichtsexuelle Kontakte (neutrale Arbeitsbeziehungen, freundliche Kontakte zu Nachbarn, langjährige Freundschaften usw.)?
- Kommt es zum offenen Ausdruck sexueller Wünsche gegenüber dem Behandler?
- Promiskuität, Prostitution?
- Verfügt der Patient über eine klare sexuelle Orientierung (homo- versus heterosexuell) oder sind Kontakte beliebig?
- Verfügt der Patient über eine klare sexuelle Identität (männlich, weiblich, transsexuell)?[8]

Die Schilderungen des Patienten über seine Partnerschaft bleiben im Verlauf nicht ohne Gegenübertragungsreaktionen:
- Kommt es zu einer gemeinsamen heimlichen oder offenen Entwertung des Partners mit einer unbewussten Übertragungskonstellation des Inhalts »Mit uns würde es besser laufen« bei gegengeschlechtlicher Passung oder gleichgeschlechtlicher mit je homosexueller Orientierung? (»Konkordante Gegenübertragung«; Wöller u. Kruse 2010)
- Oder solidarisiert man sich mit dem Partner des Patienten? Eventuell bei gleichgeschlechtlichem Partner im Sinne eines »Männerbündnisses« oder der »Frauensolidarität«? Oder würde man vermeintlich besser zum Partner des Patienten passen als dieser? (»Komplementäre Gegenübertragung«; Wöller u. Kruse 2010)

## 4.7 Verlegenheit und Scham bei erotischer Übertragung

Verlegenheits- und Schamreaktionen bei erotischen Übertragungen sind keineswegs auf den Patienten beschränkt. Sie erfassen auch den Behandler angesichts zarter Andeutungen oder deutlicher Verführungsversuche. Verwirrend mag auch sein, dass heterosexuell orientierte Patienten Zeichen von Verliebtheit gegenüber ihrem gleichgeschlechtlichen Therapeuten zeigen. Diese homophilen Gefühle kennzeichnen jedoch keine Veränderung der sexuellen Orientierung. Vielmehr kann man sie als Nachholen einer idealisierten und zärtlichen Nähe zu einer väterlichen oder mütterlichen Person verstehen. Es geht dann nicht um erwachsene Sexualität, sondern vielmehr um eine eher kindliche Anlehnung mit dem Wunsch nach Schutz und Geborgenheit, die sich in einer verliebt klingenden Idealisierung ausdrückt. Doch auch diese ist natürlich bei zwei erwachsenen Personen schambesetzt (anders verhält es sich bei Kindern und Jugendlichen, bei denen es deutlich leichter fallen kann, solche Gefühle mit Selbstverständlichkeit anzunehmen).

8 Die klare Unterscheidung zwischen zwei Geschlechtern ist in den letzten Jahren problematisiert worden, da Individuen Merkmalsausprägungen beider Geschlechter haben können. Es handelt sich also mitnichten um ein ausschließlich psychopathologisches Problem, obgleich umgekehrt aus dispositionellen Gründen psychische Probleme entstehen können, aber nicht müssen. Ob es zu psychischen Belastungen kommt, hängt nicht zuletzt vom kulturell-gesellschaftlichen Umgang mit Transgendern ab.

Alle liebevollen, zärtlichen, erotischen oder sexuellen Fantasien und Gefühlsäußerungen als Widerstand oder als Ausdruck ödipaler Konflikte abzutun, verfehlt die Differenziertheit menschlicher Konflikte und vor allem individueller Entwicklungsmöglichkeiten: Kann man bei einem Patienten die Äußerung erotischer Übertragungen als deutliche Grenzüberschreitung verstehen, mögen sie beim nächsten einen wichtigen emanzipatorischen Entwicklungsschritt darstellen, indem selbstbewusst von triebhaften Eigenanteilen Besitz ergriffen und Sexualität in das Selbstkonzept integriert wird. Beim dritten könnten ähnliche Bemerkungen von schwerwiegenderen und drängend zur Lösung anstehenden Konflikten ablenken. Eine kleine Liebeserklärung (»Ich finde, das steht Ihnen gut« oder »Ich mag Sie«) kann man also getrost mit einem freundlichen »Dankeschön!« beantworten und abwarten, ob sich hieraus konstruktive Entwicklungen des Patienten ergeben. Sofortige Zurechtweisungen oder Deutungen führen fast unweigerlich zu Beschämungen, die im Zweifel den therapeutischen Prozess behindern, statt ihn zu fördern. Allerdings läuft man bei diesem Vorgehen selbst Gefahr, in Schamszenen verwickelt zu werden, wenn man nach einer Weile feststellen muss, dass man die Bemerkung des Patienten doch falsch einschätzte und sich plötzlich in einer Verstrickung befindet, die sich erst im Nachhinein als solche erkennen ließ. Immerhin jedoch sollten wir unseren Patienten hinsichtlich unserer Schamtoleranz etwas voraus sein und im Zweifel riskieren, am Ende beschämt, blöd oder irgendwie unprofessionell dazustehen. Merke: Professionalität zeigt sich gerade da, wo man mit solchen Verlegenheiten inkl. der Akzeptanz eigener Schamgefühle umgehen kann. Andernfalls kommt es rasch zu einer Rotation von Schamgefühlen zwischen Behandler und Patient.

Voraussetzung eines gelassenen Umgangs mit leichteren Liebesgefühlen des Patienten ist ein selbstverständliches Verhältnis zu Gefühlen von Zuneigung, Freundschaft, Liebe und Erotik. Denn: Lässt sich ein Therapeut auf die gerade geschilderten Äußerungen eines Patienten ein, ist er mit eigenen emotionalen Reaktionen – Gegenübertragungen – konfrontiert:

- Angst oder Ekel/Abscheu und Abneigung
- Ärger
- Sich geschmeichelt fühlen
- Eigene erotisch-sexuelle Fantasien

## 4.8 Die Liebe in den Zeiten der Gruppe

Gelingende Psychotherapie ist immer auch eine zärtliche, im weitesten Sinne sexuelle Begegnung: Man begegnet sich in einer liebevollen, konfliktreichen und intimen Beziehung. Sie kann explizites Thema sein oder eine Leerstelle bieten. Erotische Spannung kann zwischen Patient und Behandler oder zwischen den Teilnehmern einer Gruppe entstehen oder – man möchte hier umgangssprachlich sagen – wie weggeblasen sein. Ob geleugnet oder als gelegentliche Fantasie, ob in Schilderungen, Andeutungen oder drastischen Äußerungen der Patienten: Sexualität spielt immer eine Rolle, und zwar nicht nur im Dort oder Damals, Dort und Jetzt, sondern besonders im Hier und Jetzt. Es begegnen sich zwei oder mehr Menschen im psychotherapeutischen Rahmen, die über Symptome und Schwierigkeiten, Konflikte und Nöte sprechen und dabei eine hoch professionelle, persönliche und intime Beziehung eingehen. Hierin liegt das Heikle jeder psychotherapeutischen Behandlung, denn es gibt keine Psychotherapie ohne Sexualität zwischen Patienten und Therapeuten. Nicht etwa, dass es zu sexuellen Kontakten kommen darf, die auf der Handlungsebene stattfinden. In Gruppen jedoch ist es fast Alltag, dass Patienten sexuelle Kontakte untereinander aufnehmen. Die Intimität des Kontakts, das Neue und Ungewohnte wirkt verführerisch – auch wenn meist keine langfristige Perspektive zwischen Gruppenmitgliedern entsteht, sondern spontanen Bedürfnissen nachgegeben wird.

Dennoch wäre es verkürzt, erotische Kontakte zwischen Gruppenmitgliedern jenseits der Gruppe und verheimlicht vor ihr lediglich als Agieren abzutun. Das Gruppensetting kann befreiend und emanzipierend wirken und damit Hemmungen außer Kraft setzen. Der Sex zwischen zwei Mitgliedern kann emanzipatorische Kraft haben, auch wenn der konkrete Kontakt meist keine Zukunft hat. Zukunft hat jedoch die Aussicht auf ein besseres Leben, eines mit mehr Lust und weniger Verzicht. »Ein besseres Leben als den Tod finden wir allemal«, sagten sich die Bremer Stadtmusikanten in Grimms Märchen – und brachen auf zu bessern Welten und in bessere Zeiten.

Bevor man also rasch die beiden »agierenden« Gruppenmitglieder aus der Gruppe verbannt, gilt es, ihre verborgenen Wünsche und Hoffnungen, ihre ungelebten Utopien zu eruieren, die für die Hoffnungen aller Gruppenmitglieder stehen könnten oder ihre Furcht repräsentieren, was denn wäre, wenn man selbst auch aufbräche, weil man die Träume und Hoffnungen mit den beiden gemeinsam hätte. Ohne sinnvolle Erläuterungen und die gemeinsame Besprechung der Liebe in der Gruppe wirkt ein Rauswurf ohnehin eher wie ein erzkonservatives Moralexempel.

Bei der Liebe in der Gruppe geht es demnach z. B.

- um die Klärung, welche Konflikte die Beteiligten vermeiden oder umgekehrt vorantreiben;
- was die Beteiligten für die anderen Gruppenmitglieder repräsentieren und diese an die Liebenden delegieren;
- welche emanzipatorische Rolle die Liebe spielt und für welchen Aufbruch, welche Träume und welche ungelebten erotischen Inhalte sie steht;
- welche Bedeutung sie für oder gegen die Gruppenleitung hat;
- welche Rache- und Revanchefantasien gegenüber Partnern, Gruppe oder Leitung der Gruppe ausgelebt werden;
- ob die Liebe ähnliche Loslösungsfunktionen von der Gruppe hat, wie einst die Jugendlieben gegenüber dem Elternhaus;
- ob die Liebe auch Rebellion gegenüber dem Rahmen und den Regeln der Gruppe bedeutet und welche konstruktiven oder destruktiven Funktionen sie in diesem Kontext hat;
- demnach schließlich um die Frage, ob die beiden wirklich den jeweils anderen meinen, ob sie in ihm »ihren Typ«, »ihr Beuteschema« entdecken können oder

ob es lediglich um den Traum von der Erlösung geht, den der andere zu erfüllen hat.

Jenseits solcher expliziten Liebesbeziehungen ist eine gelingende Gruppe aber auch ein Modell für eine Großfamilie, in der es – trotz und wegen aller Schwierigkeiten – Vertrauen und zärtliche (nämlich verbal und empathisch liebevolle) Begegnungen gibt, auch und nicht zuletzt mit jenen Gruppenmitgliedern, mit denen man es nicht ganz leicht hatte und hat. Die Gruppe klärt und konfrontiert, wiederholt oder schmerzt, ist aber auch ein unmittelbar befriedigendes Modell menschlicher Beziehungen, indem sie Trost spendet und Verständnis bereithält, Halt und Sicherheit liefert und deshalb eine Blaupause für ein besseres Leben in der Gegenwart und Zukunft bedeutet. Eine gelingende Gruppenerfahrung ist ein Gewinn fürs Leben, eine einmalige Erfahrung, die man mit Wehmut und Aufbruchstimmung verlassen kann. Begegnen sich ehemalige Gruppenmitglieder zufällig wieder, ist im Hintergrund diese einzigartige Erfahrung präsent, die man miteinander teilte: Man gewann das Prinzip Hoffnung, das in den Worten Ernst Blochs »ins Gelingen verliebt [ist], statt ins Scheitern […] sie macht die Menschen weit, statt sie zu verengen« (Bloch 1973, S. 1). Kann es also eine erfolgreiche Psychotherapie ohne Liebe geben?

# 5 Das unbekannte »Böse« – Therapie bei Dissozialität

*Denn eben wo Begriffe fehlen, da stellt ein Wort zur rechten Zeit sich ein.*

Goethe

## 5.1 Diagnostik

### 5.1.1 Fehldiagnosen und verwirrende Diagnosevielfalt

Zu den häufigsten diagnostischen Fehleinschätzungen zählt das Verkennen der Dissozialen Persönlichkeitsstörung als Posttraumatische Belastungs-, Borderline- oder Narzisstische Persönlichkeitsstörung. Zudem wird Dissozialität[9] häufig wegen einer Suchterkrankung, einer akuten Psychose oder bipolaren Störung nicht erkannt (Müller-Isberner et al. 2003). Denn erst nach Abklingen der Akutsymptomatik tritt die Primärpersönlichkeit deutlicher in Erscheinung, wohingegen man währenddessen geneigt ist, Regelverstöße, Drohungen, Übergriffe oder Gewalt als Ausdruck der Akutstörung zu verstehen. Dabei übersieht man, dass natürlich nicht jeder Mensch mit einer Psychose zu Übergriffen neigt. Auch die zugrunde liegenden Wahninhalte sind häufig durchsetzt von sehr aggressiven Ideen, was ebenfalls nicht für alle Psychosekranken gilt.

Tatsächlich ist Dissozialität keineswegs selten: Schätzungen der Häufigkeit belaufen sich auf 2 bis 8 % bei Männern und 1 bis 4 % bei Frauen. Bereits diese große Varianz zeigt die Unsicherheit der Diagnostiker oder umgekehrt die Unklarheit bei den Diagnosekriterien. Versteht man die An- oder Abwesenheit einer klinisch relevanten Störung dimensional, so ergeben sich neben der expliziten Persönlichkeitsstörung unterschiedliche Ausprägungen dissozialer Akzentuierung.

**Praxistipp**

Stellen Sie sich die Patientin einen Moment lang als Mann vor!
In Supervisionen werden mir häufig Patientinnen mit angeblicher Borderline- oder Posttraumatischer Belastungsstörung vorgestellt. Im stationären Rahmen berichtet das Team dann von Regelverstößen, dass die Patientinnen z. B. nicht am Frühsport oder anderen Aktivitäten teilnehmen »können«, jedoch in intensivem Kontakt mit männlichen Patienten sind, die Station verlassen, ohne sich abzumelden, oder bei den Teammitgliedern widersprüchliche Angaben über die Vorgeschichte gemacht haben. Beruflich habe es verschiedene Mobbing-Erfahrungen

9 Aus Gründen der Lesbarkeit verwende ich pragmatisch die Begriffe »Dissozialität« und »dissoziale Akzentuierung« als Oberbegriffe für alle im Weiteren dargestellten Konzepte.

gegeben, weshalb es zu häufigen Stellenwechseln kam. Eine Kriminalanamnese wurde bisher nicht erhoben. Während der Supervision ist eine latent aggressive Stimmung spürbar, einzelne Teammitglieder scheinen die Patienten sehr unterschiedlich zu erleben und geraten potenziell miteinander in Konflikt. In solchen Momenten kann es sehr erhellend sein, sich die Patientin und ihr Auftreten einen Moment lang als Mann vorzustellen. Meist platzt dann aus den Teammitgliedern spontan heraus: »Die ist dissozial!«
Der imaginierte Wechsel des Geschlechts von Mann zu Frau oder Frau zu Mann stellt oft einen interessanten Perspektivwechsel dar, zumal man geneigt ist, geschlechtsspezifische Stereotype anzuwenden, ohne es zu bemerken: Frauen sind eben nicht dissozial, Männer nicht hysterisch. Die »Darstellung« einer psychischen Akzentuierung erfolgt geschlechtsspezifisch, zudem kultur- und zeitabhängig, ist von sozialen Zugehörigkeiten und Peers geprägt.
Man kann den Perspektivwechsel noch ausweiten: Wie würden wir den Patienten erleben, wenn er nicht wohlhabend und einflussreich, sondern arm wäre (oder umgekehrt)? Solche veränderten Blickwinkel ermöglichen den Blick auf verdeckte oder ungenutzte Potenziale und Ressourcen – konstruktive wie destruktive.

Man darf Zweifel haben, ob Frauen tatsächlich so viel seltener Dissozialität aufweisen, wie die Prävalenzschätzungen nahelegen. Viele Frauen dürften vielmehr weniger auffallen, ihre Regelverstöße sind weniger von offener Gewalt oder unverhohlenen Drohungen geprägt, schon deshalb, weil sie in der Regel damit weniger erfolgreich sind als Männer. Einfache Überlegung: Frauen sind – grob gesagt – der Hälfte der Menschheit körperlich unterlegen, bei Männern verhält es sich jedoch umgekehrt. Dissoziale Männer haben demzufolge mit gewalttätigem Verhalten deutlich mehr Erfolg.

Die diagnostische Unsicherheit ist zudem einer kategorialen Unklarheit der Begriffe geschuldet: Die ICD spricht von Dissozialer Persönlichkeitsstörung, das DSM von Antisozialer Persönlichkeitsstörung; beide Diagnosen unterscheiden sich teilweise erheblich (▸ Tab. 5-1). Kernberg (1991) sieht beim malignen Narzissmus als schwerwiegender Störung antisoziale Anteile. Personen mit bösartigem Narzissmuss können »*die Behandlungssituation als willkommenes und stabiles Ventil für ihre Aggressionen empfinden, das strukturierter intrapsychischer Veränderung entgegenwirkt*« (Kernberg 1991, S. 284). Cleckley (2015) sprach bereits 1941 von sogenannter Psychopathie, schlug aber vor, wegen der negativen Konnotation von Antisozialer Persönlichkeit oder Soziopathie zu sprechen. Hare (2005a, S. 22) hingegen hält am Begriff der Psychopathie fest und betont dabei, wie wichtig es sei, zwischen Psychopathie und Antisozialität zu unterscheiden: »*Der Begriff Antisoziale Persönlichkeitsstörung (›Antisocial Personality Disorder‹) hat nur scheinbar fast dieselbe Bedeutung wie ›Psychopath‹ oder ›Soziopath‹ […] Viele Pragmatiker nahmen fälschlich an, dass ›Antisoziale Persönlichkeitsstörung‹ und Psychopathie gleichbedeutend sind […] ›Psychopathie‹ hingegen ist definiert als eine Kombination von Charaktereigenschaften und sozial abweichenden Verhaltensweisen. Die meisten Straftäter sind keine Psychopathen, während viele Individuen, die sich in einer rechtlichen Grauzone bewegen und nicht im Gefängnis landen, Psychopathen sind.*« Zu Recht merkt der einflussreiche forensische Psychiater Norbert Nedopil (2009, S. 35) kritisch an: »*In der Vergangenheit wurden Begriffe wie ›asozial‹, ›dissozial‹, ›antisozial‹, ›psychopathisch‹ und ›soziopathisch‹ in fast beliebiger Weise gebraucht,*

**Tab. 5-1** Vergleich von Narzisstischer, Antisozialer, Dissozialer Persönlichkeitsstörung mit den Konzepten von Cleckley und Hare. Nicht identische, aber ähnliche Merkmale sind grau abgesetzt.

| Hare – PCL-R | Cleckley – Psychopathie Checkliste | DSM-5 – Antisoziale Persönlichkeitsstörung | ICD-10 – Dissoziale Persönlichkeitsstörung | DSM-5 – Narzisstische Persönlichkeitsstörung | ICD-10 – Narzisstische Persönlichkeitsstörung |
|---|---|---|---|---|---|
| Sprachgewandtheit, oberflächlicher Charme (glibness/superficial charm) | Hohe Intelligenz und oberflächlicher Charme (superficial charm and good »intelligence«). | | | | |
| Grandioses, übersteigertes Selbstwertgefühl (grandiose sense of self-worth) | | | | Grandioses Gefühl der eigenen Wichtigkeit (z. B. übertreibt die eigenen Leistungen; erwartet, ohne entsprechende Leistungen als überlegen anerkannt zu werden) | Größengefühl in Bezug auf die eigene Bedeutung (z. B. die Betroffenen übertreiben ihre Leistungen und Talente; erwarten, ohne angemessene Leistungen als bedeutend angesehen zu werden). |
| | | | | Stark eingenommen von Fantasien grenzenlosen Erfolgs, Macht, Glanz, Schönheit oder idealer Liebe | Beschäftigung mit Fantasien über unbegrenzten Erfolg, Macht, Glanz, Schönheit oder ideale Liebe |

Tab. 5-1 Fortsetzung

| Hare – PCL-R | Cleckley – Psychopathie Checkliste | DSM-5 – Antisoziale Persönlichkeitsstörung | ICD-10 – Dissoziale Persönlichkeitsstörung | DSM-5 – Narzisstische Persönlichkeitsstörung | ICD-10 – Narzisstische Persönlichkeitsstörung |
|---|---|---|---|---|---|
| | | | | Glaubt von sich, »besonders« und einzigartig zu sein und nur von anderen besonderen oder angesehenen Personen (oder Institutionen) verstanden zu werden oder nur mit diesen verkehren zu können | Überzeugung, »besonders« und einmalig zu sein und nur von anderen besonderen Menschen oder solchen mit hohem Status (oder von entsprechenden Institutionen) verstanden zu werden oder mit diesen zusammen sein zu können |
| | | | | Verlangt nach übermäßiger Bewunderung | Bedürfnis nach übermäßiger Bewunderung |
| | | | | Ist häufig neidisch auf andere oder glaubt, andere seien neidisch auf ihn | Häufiger Neid auf andere oder Überzeugung, andere seien neidisch auf die Betroffenen |
| | | | | Zeigt arrogante, überhebliche Verhaltensweisen oder Haltungen | Arrogante, hochmütige Verhaltensweisen und Attitüden |

| | | | | | |
|---|---|---|---|---|---|
| Stimulationsbedürfnis, starke Neigung zu Langeweile (need for stimulation/proneness to boredom) | | | | | |
| Pathologisches Lügen (Pseudologie) (pathological lying) | | | | | |
| Betrügerisch/manipulativ (conning/manipulative) | Unaufrichtigkeit (untruthfulness and insincerity) | Falschheit, die sich in wiederholtem Lügen, dem Gebrauch von Decknamen oder dem Betrügen anderer zum persönlichen Vorteil oder Vergnügen äußert | | | |
| Mangel an Reue oder Schuld (lack of remorse or guilt) | Mangel an Reue oder Scham (lack of remorse or shame). | Fehlende Reue, die sich in Gleichgültigkeit oder Rationalisierung äußert, wenn die Person andere Menschen gekränkt, misshandelt oder bestohlen hat | Fehlendes Schuldbewusstsein oder Unfähigkeit, aus negativer Erfahrung, insbesondere Bestrafung, zu lernen | | |

Tab. 5-1 Fortsetzung

| Hare – PCL-R | Cleckley – Psychopathie Checkliste | DSM-5 – Antisoziale Persönlichkeitsstörung | ICD-10 – Dissoziale Persönlichkeitsstörung | DSM-5 – Narzisstische Persönlichkeitsstörung | ICD-10 – Narzisstische Persönlichkeitsstörung |
|---|---|---|---|---|---|
| Oberflächlicher Affekt (shallow affect) | Allgemeiner Mangel wesentlicher Affekte (general poverty in major affective reactions) | | | | |
| Gefühlskalt/Mangel an Empathie (callous/lack of empathy) | Unempfänglichkeit in allgemeinen interpersonellen Beziehungen (unresponsiveness in general interpersonal relation) | | Herzloses Unbeteiligtsein gegenüber den Gefühlen anderer | Zeigt einen Mangel an Empathie: Ist nicht willens, die Gefühle und Bedürfnisse anderer zu erkennen oder sich mit ihnen zu identifizieren | Mangel an Empathie; Ablehnung, Gefühle und Bedürfnisse anderer anzuerkennen oder sich mit ihnen zu identifizieren |
| Parasitärer Lebensstil (parasitic lifestyle) | Pathologischer Egozentrismus und Unfähigkeit zu Liebe (pathologic egocentricity and incapacity for love) | | | Ist in zwischenmenschlichen Beziehungen ausbeuterisch (d. h. zieht Nutzen aus anderen, um die eigenen Ziele zu erreichen) | Ausnutzug von zwischenmenschlichen Beziehungen, Übervorteilung anderer Menschen, um eigene Ziele zu erreichen |

| | | | | | |
|---|---|---|---|---|---|
| Mangelhafte Verhaltenssteuerung (poor behavioral controls) | Maßloses und abstoßendes Verhalten mit und ohne Alkohol (fantastic and uninviting behavior, with drink, and sometimes without) | | | | |
| Sexuelle Promiskuität (promiscuous sexual behavior) | | | | | |
| Frühe Verhaltensprobleme (early behavior problems) | | Ein tiefgreifendes Muster von Missachtung und Verletzung der Rechte anderer, dass seit dem 15 Lebensjahr auftritt | | | |
| Mangel realistischer, langfristiger Ziele (lack of realistic, long-term goals) | Unvermögen, einen Lebensplan zu verfolgen (failure to follow any life plan) | Impulsivität oder Versagen, vorausschauend zu planen | | Legt ein Anspruchsdenken an den Tag (d. h. übertriebene Erwartungen an eine besonders bevorzugte Behandlung oder automatisches Eingehen auf die eigenen Erwartungen) | Anspruchshaltung; unbegründete Erwartungen besonders günstiger Behandlung oder automatische Erfüllung der Erwartungen |

**Tab. 5-1** Fortsetzung

| Hare – PCL-R | Cleckley – Psychopathie Checkliste | DSM-5 – Antisoziale Persönlichkeitsstörung | ICD-10 – Dissoziale Persönlichkeitsstörung | DSM-5 – Narzisstische Persönlichkeitsstörung | ICD-10 – Narzisstische Persönlichkeitsstörung |
|---|---|---|---|---|---|
| Impulsivität (impulsivity) | | Reizbarkeit und Aggressivität, die sich in wiederholten Schlägereien oder Überfällen äußert | Sehr geringe Frustrationstoleranz und niedrige Schwelle für aggressives, einschließlich gewalttätiges Verhalten | | |
| Verantwortungslosigkeit (irresponsibility) | Unzuverlässigkeit (unreliability) | Durchgängige Verantwortungslosigkeit, die sich im wiederholten Versagen zeigt, eine dauerhafte Tätigkeit auszuüben oder finanziellen Verpflichtungen nachzukommen | Deutliche und andauernde verantwortungslose Haltung und Missachtung sozialer Normen, Regeln und Verpflichtungen | | |
| Mangelhafte Bereitschaft und Unvermögen, Verantwortung für eigenes Handeln zu übernehmen (failure to accept responsibility for own actions) | Uneinsichtigkeit (specific loss of insight) | | | | |

| | | | | | |
|---|---|---|---|---|---|
| Viele kurzfristige, eheähnliche Beziehungen (many short-term marital relationships) | | | Unfähigkeit zur Aufrechterhaltung dauerhafter Beziehungen, obwohl keine Schwierigkeit besteht, sie einzugehen | | |
| | Unpersönliches, triviales und mangelhaft integriertes Sexualleben (sex life impersonal, trivial, and poorly integrated) | | | | |
| | Schlechtes Urteilsvermögen und Unvermögen, aus Erfahrung zu lernen (poor judgement and failure to learn by experience) | | | | |
| Kinder- und Jugendkriminalität (juvenile delinquency) | | Eine Störung des Sozialverhaltens war bereits vor Vollendung des 15. Lebensjahres erkennbar | | | |
| Aussetzung der Freiheitsstrafe zur Bewährung (revocation of conditional release) | | | | | |

**Tab. 5-1** Fortsetzung

| Hare – PCL-R | Cleckley – Psychopathie Checkliste | DSM-5 – Antisoziale Persönlichkeitsstörung | ICD-10 – Dissoziale Persönlichkeitsstörung | DSM-5 – Narzisstische Persönlichkeitsstörung | ICD-10 – Narzisstische Persönlichkeitsstörung |
|---|---|---|---|---|---|
| Polytrope/vielseitige Kriminalität (criminal versatility) | Unzulänglich begründetes, antisoziales Verhalten (inadequately motivated antisocial behavior) | Versagen, sich in Bezug auf gesetzmäßiges Verhalten gesellschaftlichen Normen anzupassen, was sich in wiederholtem Begehen von Handlungen äußert, die einen Grund für eine Festnahme darstellen | | | |
| | Mangel an Wahnvorstellungen und anderen Anzeichen irrationalen Denkens (absence of delusions and other signs of irrational »thinking«) | Das antisoziale Verhalten tritt nicht ausschließlich im Verlauf einer Schizophrenie oder einer bipolaren Störung auf | | | |
| | Mangel an »Nervosität« oder psychoneurotischer Symptome (absence of »nervousness« or psychoneurotic manifestations) | | | | |

| | | | | | |
|---|---|---|---|---|---|
| | Kaum suizidale Handlungen (suicide rarely carried out) | | | | |
| | | Die Person ist mindestens 18 Jahre alt | | | |
| | | Rücksichtslose Missachtung der eigenen Sicherheit oder der Sicherheit anderer | | | |
| | | | Deutliche Neigung, andere zu beschuldigen oder plausible Rationalisierungen anzubieten für das Verhalten, durch welches die Betreffenden in einen Konflikt mit der Gesellschaft geraten sind | | |
| Quelle: Hare u. Neumann 2005b | Quelle: Cleckley 2015 | Quelle: American Psychiatric Association 2015 | Quelle: Dilling u. Freyberger 2016 | Quelle: American Psychiatric Association 2015 | Quelle: Dilling u. Freyberger 2016 |

*wobei die Autoren bei der Verwendung der Begriffe kaum eindeutige und allgemein anerkannte Definitionen verwenden konnten.«* Zum Erstaunen des Lesers bleibt Hare im zitierten Werk jede qualitative Unterscheidung schuldig, deren Bedeutung er jedoch mehrfach betont.

Da diese verwirrende Vielfalt diagnostischer Kategorien und ihrer Merkmale nicht eben dazu angetan ist, dem Praktiker vor Ort Klarheit zu verschaffen, vergleiche ich die Merkmale des DSM-5 für die Antisoziale Persönlichkeitsstörung, der ICD-11 für die Dissoziale Persönlichkeitsstörung, jene von Cleckley für Psychopathie/Soziopathie/Antisoziale Persönlichkeitsstörung, von Hare für Psychopathie nach PCL-R für Psychopathie und die Merkmale der Narzisstischen Persönlichkeitsstörung entsprechend dem DSM-5 und der ICD-11 in einer Tabelle.

Doch damit nicht genug der begrifflichen Verwirrungen. Denn Narzissmus wird in der psychoanalytischen Literatur in drei Bedeutungen verwendet (Zepf 1985, S. 5 f.; Hilgers 2013, 301 f.):

- eine erste Entwicklungsphase des Säuglings, gegen die jedoch jede Empirie der Säuglingsbeobachtung spricht;
- eine Störung der Persönlichkeit, die wesentlich die Selbstwertregulation betrifft;
- die (gesunde) Regulation des Selbstsystems durch Affekte wie Scham, Stolz oder Schuld.

**Praxistipp**

- Existieren dissoziale Akzentuierungen auch jenseits einer manifesten Persönlichkeitsstörung?
- Ist bereits oder sollte noch eine ausführliche Kriminal- oder Sexualanamnese erhoben werden? Gibt es Hemmungen, diese zu erheben?
- Sind dissoziale Verhaltensweisen im therapeutischen oder außertherapeutischen Kontakt erkennbar? Wie lassen sich eventuell innerhalb der Behandlung auftretende dissoziale Tendenzen nutzen?
- Löst der Patient Ängste oder Befürchtungen aus, gibt es subtile Gefühle der Bedrohung?
- Sexualisiert der Patient Kontakte zum Behandler oder zu Mitpatienten, zum Personal?
- Macht der Patient anzügliche Bemerkungen über den Behandler oder andere, die sich nicht auf Sexualität, sondern sich z. B. auf Angehörige, das Alter, Aussehen des Behandlers, die Einrichtung, das Einkommen usw. beziehen?
- Zeigen sich Probleme bei der Beachtung von Regeln, Grenzen, Takt?

### 5.1.2 Kategorien

Kategoriale Systeme sind unersetzlich, besonders wenn sie unter Druck, dem möglichen Eindruck von Gefahr oder einer Vielfalt verwirrender Einzeldaten eingesetzt werden: Benötigt der Patient unmittelbar Schutz, Medikamente? Sind eventuell Dritte in Gefahr? Oder der Behandler oder sein Team? Nach einer ersten Orientierung ist die Preisgabe der Rigidität von Kategorien zugunsten dimensionalen Verständnisses unvermeidlich. Die dimensionale Erfassung psychischer Symptome erlaubt das Rangieren von Symptomausprägungen zwischen ihrem gänzlichen Fehlen über leichte bis deutliche Akzentuierungen bis hin zu mehr oder weniger vollständigen Störungsbildern. Kategorien hingegen versuchen eine erste Orientierung zu liefern, indem sie die Datenflut auf das Wesentliche reduzieren.

Doch genau hier liegt die Schwierigkeit des ambulanten wie stationären Praktikers, der sich – oft ohne es zu realisieren – beinahe täglich auch mit dissozialen Verhaltens- und Erlebnisweisen konfrontiert sieht. Oft erfüllen zumindest die zunächst erkennbaren Symptome nicht die Kriterien einer Persönlichkeitsstörung nach ICD oder DSM. Denn entweder werden tatsächlich nicht alle geforderten Kriterien erfüllt oder – was sehr häufig der Fall ist – die Auffälligkeiten werden erst nach und nach offenbarer, sodass weiterhin lange oder dauerhaft unklar bleibt, ob es sich um eine dissoziale Akzentuierung oder das Vollbild einer Störung handelt. Für den ambulant Tätigen dürfte in den meisten Fällen ohnehin die Akzentuierung von größerer praktischer Bedeutung sein.

Zwei Physiotherapeutinnen, die sich bereits aus ihrer Ausbildung und einer gemeinsamen Klinikzeit gut kannten und befreundet sind, gründen eine Praxisgemeinschaft. Die Jüngere hat das Glück, wohlhabende Eltern zu haben, die der Älteren auf deren Bitte hin ein Startdarlehen von 20.000 € zur Verfügung stellen. Allerdings habe den Vater der Jüngeren ein merkwürdiges Gefühl beschlichen, als die Darlehensnehmerin das Geld nicht überwiesen haben, sondern bar abholen wollte, was auch geschah. Bereits nach kurzer Zeit wurde sie mit den Rückzahlungen säumig. Einige Monate nach Praxiseröffnung fiel die Jüngere der beiden aus allen Wolken, als der Vermieter sie ansprach, weil ihre Kollegin schon mit zwei hälftigen Monatsmieten im Verzug sei. Darauf angesprochen versprach die Ältere sofort Abhilfe, jedoch ohne sich sehr betroffen zu zeigen. Etwas gereizt reagierte sie auf die Vorhaltung, warum sie nicht wenigstens ihre Kollegin in Kenntnis gesetzt habe. Nach einmaliger Zahlung an den Vermieter und Teilzahlung an die Eltern der Jüngeren blieb die Schuldenbedienung erneut aus – wiederum ohne, dass die Kollegin in Kenntnis gesetzt wurde. Von einer Freundin, die sich bei der Älteren in Behandlung begab, erfuhr sie, dass keine Rechnungen geschrieben worden seien. Eine Bekannte aus der Ausbildung berichtete, sie habe damals schon von Lügengeschichten erfahren, mit denen die ältere Physiotherapeutin Fehlverhalten rechtfertigte. So gab sie z. B. vor, eine behinderte Tochter zu haben, was definitiv nicht der Wahrheit entsprach, oder einen Titel gegenüber einer Schwester zu haben, die ihr viel Geld schulde. Schließlich bemerkte die jüngere Physiotherapeutin auch Lügen im Alltag, die leicht aufzudecken waren. Auf Vorhaltung sah sie sich mit weiteren Behauptungen konfrontiert, die sich rasch als unwahr herausstellten. Mittlerweile hatte sich auch ein Gerichtsvollzieher angekündigt, sodass sie um ihre Praxisgegenstände fürchtete, die als solche nicht als ihr Eigentum gekennzeichnet waren. Auf verzweifelte Vorhaltungen reagierte die ältere Kollegin larmoyant, beschwor die Freundschaft und beklagte das Misstrauen der Jüngeren, ohne dass sich Betroffenheit einstellte – von Scham oder Schuldgefühlen ganz zu schweigen. Schließlich beendete die Jüngere die Praxisgemeinschaft; die Eltern versuchten das geschuldete Geld mittels Rechtsanwälten einzuklagen.

Durch die Schilderungen der Geschädigten zog sich bis zum Schluss ein Gefühl der Fassungslosigkeit über die erlebte Unverfrorenheit, was sich vielleicht am besten durch Ausdrücke wie »Das gibt's doch nicht!«, »Unglaublich«, »Ich fasse es nicht!« beschreiben lässt. Tatsächlich waren die Geschädigten fast bis zum Schluss geneigt, der jeweils letzten Aussage der Dissozialen Glauben zu schenken. Ausdrücke wie »Unfassbar«, »Nicht zu fassen«, »Unglaublich« usw. bezeichnen eine Art der Leugnung angesichts vorliegender Fakten, deren Bedeutung, Konsequenzen oder Tragweite typischerweise in der Gegenübertragung nicht realisiert werden.

In meiner Praxis stellt sich ein erfolgreicher Akademiker verzweifelt vor, nachdem sich seine Frau von ihm trennte und für ihn völlig unerwartet eine lesbische Beziehung einging. In der Vorgeschichte seiner Frau habe es wohl einen Missbrauch gegeben, außerdem praktiziere sie selbstverletzendes Verhalten und sei sehr impulsiv. Ihm gehe es vor allem um die Regelung des Alltags mit seinen beiden minderjährigen Kindern, besonders auch, wie er ihnen die neue Situation erklären solle: »Was sagt man da seinen beiden Töchtern, dass ihre Mutter lesbisch ist?!« Er lässt mich wissen, dass auch er – wie ich – Buchautor sei. Gar nicht schlimm sei, dass ich seine Bücher nicht kennen würde.
In der zweiten probatorischen Stunde geht es um die von der Klinik angesetzten Paargespräche, wo sich die Ehefrau inzwischen befände, um Regelung von Grenzen, Kindererziehung und Ähnlichem. Seine Frau habe ihm vorgeworfen, immer wieder übergriffig geworden zu sein. Auf Konfrontation räumt der Patient ein, seine Ehefrau einmal geschlagen zu haben. Das sei aber schon lange her. Nachdem er aus dem gemeinsamen Haus ausgezogen sei, habe er sie einmal aufgesucht, sie habe aber nicht mit ihm sprechen wollen, sodass er einen Fuß in die Tür gestellt habe, um sich Gehör zu verschaffen. Es sei einfach für ihn wichtig gewesen, Erklärungen für die neue Situation zu bekommen und über Regelungen mit den Kindern zu sprechen. Zunächst fand der Patient sein Verhalten ganz normal und konnte keinerlei Übergriffigkeit erkennen, räumt dies aber nach und nach bei deutlicher Konfrontation durch mich ein. Es fehlen jedoch begleitende Betroffenheit oder Scham- und Schuldgefühle. In mir entsteht eine Mischung aus Ärger und dem Bedürfnis, den Patienten »in die Mangel« zu nehmen, bei gleichzeitigem Verständnis, dass es vermutlich sehr schwer sei, den Kindern zu erklären, dass ihre Mama nun mit einer anderen Frau zusammen sei. Ich kann mich auch der emotionalen Schilderung nicht ganz entziehen, wie es sich für den Patienten »nach all den Jahren« anfühle, dass seine Frau ihm nun eine andere Frau vorzöge und ob alle Intimität nichts bedeutet habe.
Zur dritten Stunde erscheint der Patient etwas zu früh. Ich glaube, eine mich irgendwie irritierende Aktivität an der Garderobe zu registrieren, tue das aber ab, ebenso wie mein deutliches Bedürfnis, nach meinem Mantel zu schauen, der an der Garderobe hängt. In den Klinikgesprächen habe seine Frau ihm auch vorgeworfen, sie vergewaltigt zu haben. Er sei völlig fertig. Klar, einmal habe er sie aufs Bett geworfen und »genommen«, aber das habe sie ja auch gemocht. Fast augenzwinkernd bezieht sich der Patient darauf, dass seine Frau es doch gerne »hart« gehabt habe und er daher den Vorwurf nicht verstünde und dieser überhaupt erst jetzt in der Klinik aufgekommen sei. Nach der Stunde fehlt ein von mir geliebter Kaschmirschal. Am Telefon darauf angesprochen zeigt sich der Patient überrascht: Ja, da gebe es wohl einen Schal, dessen Herkunft ihm – bei all dem Durcheinander doch sicher verständlich – unklar gewesen sei. Jedenfalls habe er geglaubt, der Schal sei von seiner Frau. Der hinge halt da rum und sei ihm gar nicht so aufgefallen. Erst viel später fällt mir auf, dass ich den Patienten darauf hätte aufmerksam machen können, dass besagter Schal ja wohl zuerst an meiner Garderobe »so rumgehangen« habe und er ihn daher mitgenommen haben müsse. Stattdessen fällt mir bereits die Konfrontation am Telefon nicht leicht: Was, wenn meine Vermutung unberechtigt gewesen wäre und ich mich mit Scham- und Schuldgefühlen hätte auseinandersetzen müssen? Umso erleichterter bin ich, als der Patient versichert, den Schal zur nächsten Stunde mitbringen zu wollen. Während ich mich am Telefon deutlich schwergetan hatte, wirkte der Patient während des Gesprächs erstaunlich souverän. Zur nächsten Stunde erscheint der Patient ohne Schal, aber mit der Beteuerung,

diesen erst in die Reinigung bringen zu wollen, das sei ja nun wohl das Wenigste, was ich erwarten könne. Ich schwanke zwischen Unbehagen und der Hoffnung, dass sich so alles erledigen, quasi »zum Guten« wenden könne.
Zur fünften probatorischen Stunde erscheint der Patient freudig-triumphierend, hält den Schal auf einem für Reinigungen typischen Drahtbügel hoch und hängt ihn dann an der Garderobe ab. Beiläufig erwähnt er zu Beginn der Stunde, er habe ja verschiedene Behandler aufgesucht, um sich Klarheit zu verschaffen, wo er sich am besten behandeln lassen könne. Davon war mir allerdings nichts bekannt, sodass ich verblüfft und in gewisser Weise auch wie dumm dastehe. Unterdessen erklärt mir der Patient, dass er sich unter großen Ambivalenzen für eine Behandlerin entschieden habe, die irgendwie warmherziger und weniger konfrontativ sei als ich. Alles tue ihm furchtbar leid. Nachdem der Patient geht, stelle ich fest, dass mein Schal deutliche Flecken aufweist. Dann erst bemerke ich, dass Reinigungen üblicherweise Plastikfolien über gereinigte Gegenstände ziehen.
Ähnlich wie im ersten Beispiel war ich unbewusst bemüht, die Destruktivität des Patienten von Anfang an zu leugnen und hoffte auf einen »guten« Ausgang, den es tatsächlich nicht gab. Meine eigenen Scham- und Schuldgefühle, die dem Patienten fehlten, und die ich ihm fälschlich unterstellte, hinderten mich immer wieder, die antisoziale Seite des Patienten in Gänze zu realisieren.

### 5.1.3 Exkurs: Was ist das Böse?

Die Beispiele lassen unweigerlich eine Frage aufkommen: Was ist das Böse? Historisch ist das sogenannte Böse in der Philosophie untrennbar mit der Vorstellung eines monotheistischen Gottes verbunden. Woraus sich augenblicklich unauflösbare Widersprüche ergeben: Wenn Gott vollkommen ist und zudem vollkommen gut, wieso schuf er das Böse? Vollkommen wäre Gott jedoch nur, wenn er auch das Böse in sich trüge. Dann aber ist er nicht mehr vollkommen gut. Der portugiesische Nobelpreisträger für Literatur, José Saramago, führt die Widersprüche und das Böse des alt- wie des neutestamentarischen Gottes in seinen beiden Romanen »Kain« und »Das Evangelium nach Jesus Christus« mit ebenso ätzender wie scharfsinniger Analyse vor. Gott gibt es nur, weil und solange es den Teufel gibt. Weshalb ein vorgeblich vollkommen guter Gott an der Existenz des Teufels äußerstes Interesse haben muss. Was aber bedeutet, dass seine Anliegen keineswegs vollkommen gut sind!

Das Böse funktioniert in einer Dialektik der Gegensätze: Gott versus Teufel, gut versus böse, Gläubige versus Ungläubige, Heiden oder Andersgläubige (mit entsprechenden Konsequenzen für die Betroffenen). Ideologisch zeigte es sich in dem Gegensatz des 20. Jahrhunderts zwischen Kapitalismus und Kommunismus, wobei je nach Standort oder ideologischer Verortung die eine wie die andere Ideologie als böse oder gut galt. Selbst Freud entwickelte unter dem Eindruck des ersten und dem Heraufziehen des zweiten Weltkriegs und seiner Krebserkrankung eine Dialektik der Triebe: Der Todestrieb sollte den Lebenstrieben gegenübergestellt und bei hinreichender Triebentmischung für Zerstörung und Vernichtung des Lebendigen verantwortlich sein.

Faschistisch-totalitären Bewegungen ist oft eine Idealisierung des Todes eigen, die sich in Verherrlichung des angeblichen Heldentodes und der Ausrottung des ideologischen oder religiösen Gegners manifestiert. Die Vernichtung richtet sich dabei nicht nur nach außen durch Pogrome, Massenhinrichtungen oder industrielle Todeslager wie in den KZ's der Nazis, sondern ebenfalls nach innen, indem selbst geringste Abweichungen mit Lager oder Tod geahndet werden, wie unter den Nazis, Stalin oder Regimes wie in Nordkorea. Doch benötigen wir zur Erklärung dieser Phänomene einen Todestrieb?

In der Postmoderne lebt einerseits die Vorstellung des teuflischen Ungläubigen bei z. B. radikalen Islamisten wieder auf. In Westeuropa hat die Rolle des Teufels oder des bösen Ungläubigen der oder das Fremde übernommen. Das oder der Unbegreifliche, der Verrückte oder die Abweichung, etwa bei Behinderungen, schlechthin ist Ziel von Angriffen und Hass.

## 5.2 »Ach, wenn's mich nur gruselte!« Die Ambivalenz gegenüber dem Bösen

In Grimms Märchen »Von einem, der auszog, das Fürchten zu lernen« wünscht sich ein junger Mann die Fähigkeit, sich zu fürchten und Angst zu erleben. Tatsächlich gruseln wir uns gern: Thriller und Krimis, Horror und verschiedenste Extremevents lassen einen Kicks und Thrills (Balint 1988) erfahren. Je nach persönlicher Vorliebe verschaffen Bungeespringen oder Survival, Hooliganismus, Extremklettern oder die Raserei auf deutschen Straßen (Hilgers 1990) eine Mischung aus Angst und Lust – eben Thrills. Der sonntägliche Tatort oder der Krimi vor dem Einschlafen kitzeln die Nerven: Das Böse fasziniert, jedenfalls solange es andere ausüben, es andernorts geschieht und man sich selbst wohlig in die Decke kuscheln kann – in der Gewissheit, weder als Opfer und schon gar nicht als Täter betroffen zu sein.

Zugleich verlangt das Böse nach Erklärungen, ist unerträglich, solange es für sich steht und scheinbar grundlos oder aus purer Lust geschieht. Faszination und Lust an der Angst wechseln mit dem unbedingten Wunsch, das Böse irgendwie zu erklären. Es darf nicht sein, muss sich einordnen und damit relativieren lassen. Bereits die Erklärung über Ursachen und Hintergründe scheint dem Bösen ein Maß zu geben, es handhabbarer zu machen. Und die Psychotherapie ist voll von Erklärungen, wie das Böse in die Welt kommt und mithin auch wieder hinaus. Wenn wir Gründe kennen, müsste es dann das Böse irgendwann eigentlich gar nicht mehr geben? Das Böse als solches ist unerträglich und daher auch in der Psychotherapie häufig verkannt.

Beunruhigend ist auch die Erkenntnis, dass weder ein interkultureller, zeitüberdauernder ethischer Konsens über Gut und Böse existiert, noch die Menschenrechte als kleinster gemeinsamer Nenner des Guten oder wenigstens der Abwesenheit des Bösen allgemeine Akzeptanz finden. Die Zuflucht in Fried-Fertigkeit angesichts von Völkermorden und kriminellen Warlords ist versperrt, ebenso wie Interventionismus beinahe jede Legitimation eingebüßt hat. Friedfertigkeit ist weder per se gut, noch Aggression unbedingt böse: Die konstruktive Funktion der Zerstörung des nationalsozialistischen Regimes wird niemand außer Neonazis bezweifeln.

## 5.3 Psychopathologisierung des Bösen

Was als gut oder böse gilt, ist kontext-, zeit, kultur-, schicht-, bildungs- und herkunftsabhängig. Was in der einen Gesellschaft als verwerflich gilt, ist es in der anderen gerade nicht oder gilt sogar als tugendhaft, modern, emanzipiert oder frei, als fromm oder gottesfürchtig. Selbst innerhalb einer Gesellschaft prallen die ethischen Widersprüche aufeinander, gelten die gleichen Handlungen oder Werte als verwerflich oder tugendhaft. Jemanden wegen einer Respektlosigkeit körperlich zu misshandeln, dürfte bei den meisten Angehörigen unseres Berufsstandes als peinlicher Impulsdurchbruch gelten, hingegen bei anderen Bevölkerungsgruppen als Zeichen von Stärke oder Männlichkeit. Die fehlende Attacke wäre hier ein Ausdruck von Schwäche, dort ein Beweis von Disziplin oder Achtung. Die Entwicklung von sogenannten Parallelgesellschaften begünstigt die Existenz unvereinbarer Werte, deren Aufeinanderprallen enorme Sprengkraft besitzt. Psychotherapeuten bewegen sich in diesem Feld gegensätzlicher Werte und Normen, einerseits mit dem Anspruch technischer Neutralität (▸ Kap. 1.2), andererseits mit ihren eigenen Werten und Idealen, der Fürsorgepflicht gegenüber eventuell in Mitleidenschaft gezogenen Dritten und ihrer bewussten oder unbewussten Loyalität gegenüber eigenen Werten, Menschenrechten oder politischen Zugehörigkeiten. Kurz: Political correctness stößt auf diametrale Verhaltens- und Erlebnisnormen, die nicht diskutierbar sind.

In Strafprozessen ist häufig die Frage aufgeworfen, ob Angeklagte für ihre Taten im Sinne der Schuldfähigkeit verantwortlich seien. Diese an sich sinnvolle Frage wird allerdings nicht selten nach dem Gustus des Gerichts, der Staatsanwaltschaft und des hinzugezogenen Gutachters abgehandelt, pragmatisch oft mit der Zielsetzung, einen Straftäter möglichst lange unterzubringen, was durch die Anwendung des § 63 StGB möglich ist. In dem Fall wird der Angeklagte auf unbestimmte Zeit in einer forensischen Einrichtung untergebracht. Das Böse wird auf diese Weise psychopathologisiert. Zugleich wird ein echtes Lebenslänglich durch die Hintertür etabliert (im deutschen Strafrecht gibt es ansonsten kein Lebenslänglich). Die in ihren Einzelheiten oftmals erschreckend grausam-sadistischen Taten werden so aus der Mitte der Gesellschaft in die Psychiatrie befördert. Auf diese Weise entledigt man sich der Zumutung zu akzeptieren, dass böse Taten zum Alltag unserer Gesellschaft gehören und quasi aus ihrer Mitte heraus erfolgen: Die Normalität bricht auf und zeigt eine andere, verstörende Seite. Ein ausgezeichnetes Beispiel für die Neigung, das Böse aus der Gesellschaft hinauszuinterpretieren, ist die kollektive Verarbeitung des Todesflugs des German-Wings-Pilots Lubitz (▸ folgender Kasten).

Der Reiz der Psychopathologisierung liegt außerdem in der Annahme von Ursachen einer Erkrankung, die man theoretisch aus der Welt hätte schaffen können oder künftig abstellen könnte. Psychodynamische wie behaviorale Modelle setzen eine Historie psychischer Störungen voraus, die zu dem aktuellen Krankheitsbild führte. Das legt den logisch unzulässigen, aber emotional entlastenden Schluss nahe, wenn man nur jene Ursachen beseitigen könnte, würden auch die verstörenden bösen Taten verschwinden. Das Böse ist unerträglich und wird mittels sozialpsychologischer, traumatheoretischer, ökonomischer oder pädagogischer Theorien wegerklärt: Es kann nicht sein, was nicht sein darf. Dies führt jedoch zu typischen Fehlern bei Diagnosestellung, Behandlung und Prognose.

**Das Böse braucht stets eine Erklärung**

Am 24. März 2015 steuerte Andreas Lubitz, Kopilot des German-Wings-Flugs 4U 9525, den Airbus A 320 gegen Felsen der französischen Alpen. Lubitz beging einen Massenmord an 149 ahnungslosen Menschen. Denn nachdem sein Kollege mal austreten musste, leitete er gezielt und planmäßig den Sinkflug ein, sperrte die Crew aktiv aus und reagierte auf keine Ansprachen. Die Tat war geplant und erfüllte das Kriterium der besonderen Heimtücke. Über den Zeitraum von mindestens einer Woche hatte Andreas Lubitz im Internet die Sicherheit der Cockpit-Türen recherchiert, sich über Suizidmethoden informiert und seinem Arbeitgeber Arbeitsunfähigkeitsbescheinigungen vorenthalten. Bis hier reichen die Gewissheiten.

Allgemein herrschte Übereinstimmung: Andreas L. muss krank gewesen sein! Wieso eigentlich? Weil es schier unerträglich wäre, Lubitz nicht mittels Diagnose als Sonderfall zu deklarieren: Das Böse wird mittels Diagnose relativiert. Unser aller Ohnmacht angesichts der monströsen Tat erfährt Linderung, weil die Illusion genährt wird, man hätte die Tat irgendwie verhindern können. Vor allem aber bedeutet eine Diagnose, dass es sich bei dem Amok um einen Einzelfall handelt, eine Ausnahme, die sich nicht jederzeit wiederholen könnte, was für uns alle als potenzielle Fluggäste durchaus beunruhigenden Charakter hätte. Daher das öffentliche Interesse an einer psychiatrischen Einordnung.

Man muss sich die Situation im Flugzeug vorstellen und sich in das Erleben von Lubitz versetzen: Lubitz wusste, er hatte Familien und Schulkinder an Bord, und er war entschlossen, sie alle in den Tod zu fliegen. Der Sprachrecorder belegt, dass Lubitz während dieser letzten Minuten ruhig atmete. Unterdessen Schreie und Rufe, die er hörte. Angst und Verzweiflung drangen durch die Cockpit-Türe. Das erträgt nur, wer völlig kalt und bar jeder Empathie ist. Oder wer diese letzten Minuten und die (großartige) Macht, die ihm gottähnlich zukommt, genießt, weil er sich als Herr über Leben und Tod von 149 Menschen wähnt.

Lubitz wählte einen spektakulären Abgang. Denn er hätte sich auch in eine Sportmaschine setzen können, um allein in den Tod zu fliegen. Stattdessen führte er einen triumphalen – sozusagen großartigen – Abgang herbei. Das wird Lubitz ausgekostet haben. Die Erklärung liegt jenseits beruhigender Diagnosen, die das Unerträgliche aus unserer Mitte in die Irrenecke befördern: Lubitz genoss seine Tat. Ist er deshalb krank?

Der amerikanische Psychiater Hervey M. Cleckley (2015) beschrieb 1941 erstmals Merkmale der sogenannten psychopathischen Persönlichkeit. Charakteristisch seien eine äußerlich scheinbar normal bis perfekt funktionierende Oberfläche, deren innere Strukturlosigkeit charmant kaschiert werde. Cleckley ging mit der Feststellung in die Literatur ein, dass bei psychopathischen Personen moralische Affekte, nämlich Scham- und Schuldgefühle, fehlen. Er vermutete bereits damals eine hohe Inzidenz bei geringer wissenschaftlicher und klinischer Beachtung des Phänomens, außerdem falsch verstandener Toleranz und Fehldiagnosen wie Neurasthenie, Traumatisierung, Hysterie oder zerebrale Schädigungen. Cleckley benannte ursprünglich neun, schließlich sechzehn Merkmale des Psychopathen, wobei er alternativ die Begriffe Soziopath oder Antisoziale Persönlichkeit vorschlug:

1. Oberflächlicher Charme, gute Intelligenz
2. Keine Wahnideen usw.
3. Keine Nervosität oder neurotischen Symptome
4. Unzuverlässigkeit
5. Unaufrichtigkeit (Lügen)
6. Fehlen von Gewissen (Schuldgefühlen und Scham)
7. Inadäquat motiviertes (rational) antisoziales Verhalten
8. Defizitäre Urteilsbildung, lernt nicht aus Erfahrung
9. Pathologischer Egozentrismus und Unfähigkeit zu lieben
10. Genereller Mangel an tieferen affektiven Reaktionen
11. Keine Einsichtsfähigkeit
12. Teilnahmslosigkeit in Beziehungen
13. Maßloses und abstoßendes Verhalten mit und ohne Alkohol
14. Suiziddrohungen werden kaum ausgeführt
15. Unpersönliches, desintegriertes Sexualleben
16. Unfähigkeit, einem Lebensplan zu folgen

## 5.4 Das Versagen der Empathie

Empathie, eine wohlwollende, freundliche Haltung und der Wechsel zwischen Identifizierung mit dem Erleben des Patienten und erneuter Distanzierung gehören zu den Grundeinstellungen von Psychiatern, Psychotherapeuten und allen anderen Personen aus psychosozialen Berufen. Der Behandler versetzt sich in sein Gegenüber und stellt sich dessen Erleben, seine Gefühle und Befürchtungen, Erwartungen und Nöte vor. Doch die sechzehn Merkmale auf der Liste Cleckleys sind das Gegenteil dessen, was einen durchschnittlichen Angehörigen psychosozialer Berufe ausmacht (glücklicherweise!) und so ungefähr das Letzte, womit man sich auch nur im Ansatz probeweise identifizieren möchte (unglücklicherweise!).

Es ist naheliegend, dass daher eine realistische Übernahme der Patientenperspektive scheitert. Im Gegenteil laufen Therapeuten Gefahr, sich selbst und ihr Erleben mit dem des Patienten im Sinne einer Subjekt-Objekt-Entdifferenzierung zu verwechseln. Weil nicht sein kann, was nicht sein darf, und weil die Welt des Dissozialen für einigermaßen behütet aufgewachsene, mit hohen Idealen und Über-Ich-Forderungen ausgestatte Behandler buchstäblich unvorstellbar ist, versteht man den Patienten nicht. Mehr noch, man missversteht und fehlinterpretiert alltägliche Regelverstöße oder Unverschämtheiten und erliegt kurzfristig Lügen oder dem vielfach beschriebenen oberflächlichen Charme des Patienten.

Je nach Geschlecht, Art des dissozialen Verhaltens, Ausprägungsgrad und Skrupellosigkeit hätte man sich stattdessen mit einem Erleben zu identifizieren, bei dem es selbstverständlich ist, Dinge zu berichten, von denen man sich Vorteile verspricht – unabhängig vom Wahrheitsgehalt. Das gezielte Ausbeuten und Instrumentalisieren anderer müsste man sich als fraglos vorstellen, wobei Erfolg – finanzieller, sexueller oder imagebezogener – cool und lustvoll ist. Gewalt wäre ein Mittel der Wahl, um Interessen durchzusetzen oder andere zu beeindrucken und einzuschüchtern. Die Folgen eigenen Handelns müsste man weitgehend ausblenden, denn Dissoziale verfügen über wenig antizipatorisches Denken. Strafen beeindrucken sie nicht und seelischen wie körperlichen Schmerz erleben sie deutlich weniger als andere Menschen. Was man als Psychotherapeut bisher in seinem Leben tunlichst vermied, ist nun im Zentrum des Interesses: Grenzerfahrungen, Regelverstöße wie z. B. rücksichtsloses Autofahren, Diebstähle oder Betrug, sexuelle Übergriffe – einfach cool. Oder wie es der britische Journalist Bill Bufford (1992) in seinem Buchtitel über die Hooliganszene, der er selbst mehr und mehr während seiner Recherchen verfiel, auf den Punkt brachte: »Geil auf Gewalt!«

Das Böse im anderen ist jedoch nur erkennbar, wenn man es bei sich selbst kennt und nicht bloß fürchtet. Der bewusste Verzicht auf das Böse ermöglicht, es im anderen wahrzunehmen, weil es nicht starrer Abwehr unterliegt. Kants (1900 ff.) kategorischer Imperativ (»Handle nur nach derjenigen Maxime, durch die du zugleich wollen kannst, dass sie ein allgemeines Gesetz werde«) setzt die Existenz von Alternativen voraus. Der empörte oder wütende Rheinländer äußert dies gelegentlich in einem abgebrochenen Satz, dessen Ende man sich ausmalen könnte, es aber nicht wirklich tut: »Da könnt ich …« Man könnte ausrasten, jemanden umhauen, eine Bombe werfen, jemanden auf den Mond wünschen (was dem Überleben des Betreffenden entgegensteht, also seinen Tod herbeisehnt), einem die Pest an den Hals wünschen usw. Die Realisierung eigener Mord- oder Zerstörungsfantasien bringt uns dem Verständnis des Dissozialen näher, weil uns sein Tun nicht mehr so fremd erscheint.

Gleiches gilt für sadistisches Handeln: Sadistische Personen wissen, was sie in anderen auslösen; sie erleben Lust durch Größengefühle und ihre Macht über ihre Opfer. Mithin, Sadisten sind empathisch, aber nicht mitfühlend. Sich in die Szenen eines sadistischen Kindsmordes hineinzufantasieren, dürfte die emotionale Belastbarkeit ab einem gewissen Punkt übersteigen. Immerhin können wir uns unseren alltäglichen Sadismus vor Augen halten, indem wir spitze, ironische oder zynische Bemerkungen registrieren und die Freude, jemand Ungeliebtes vorzuführen, sich für vermeintlich oder tatsächlich erlittenes Unrecht oder Kränkungen in Liebesbeziehungen zu »rächen«, Gleiches mit Gleichem heimzuzahlen oder einen Rivalen auszustechen (wie es treffend heißt). Die Freude an der eigenen Macht ist der siamesische Zwilling an der Lust über die Ohnmacht des anderen.

**Praxistipp**

Lesen Sie die Gerichtsakte Ihres Patienten!
Wenn die Kriminalanamnese nicht blande ist, eventuell Vorstrafen bestehen oder gerichtliche Auflagen vorhanden sind, sollte man in jedem Fall die Gerichtsakte einsehen. Fast immer, wenn dies geschieht, stellt man fest, dass dissoziale Patienten nur einen Teil der Wahrheit berichtet haben, diesen oft noch verzerrten und einen über das wahre Ausmaß der Delikte, der Vorgeschichte, der Anklage oder der Bewährungsauflagen im Unklaren ließen. Um jedoch zu einer realistischen Einschätzung zu kommen und nicht zuletzt, um sich selbst vor späteren Vorwürfen – ob juristisch, in der Öffentlichkeit oder vor dem eigenen Gewissen – zu schützen, ist Akteneinsicht unabdingbar.

## 5.5 Gegenübertragung bei Dissozialität

### Diagnostische Fehleinschätzungen

Der Tübinger Psychiater Kurt Schneider (nach Winckler 2012) stellte fest: *»Mit den Psychopathen ist das so eine Sache. In guten Zeiten begutachten wir sie – und in schlechten Zeiten werden wir von ihnen regiert.«* Allerdings bezieht sich das Regieren nicht bloß auf die – gegenwärtig aktuellen – Entwicklungen in vielen Ländern, bei denen Politiker mit psychopathischen Zügen entweder der Regierung vorstehen, wie z. B. Donald Trump in den USA, Recep Tayyip Erdoğan in der Türkei, Wladimir Putin in Russland, Rodrigo Duterte in den Philippinen oder manche rechte Politiker, z. B. der AFD, in Deutschland. Man liegt wohl nicht falsch, dass in den Chefetagen deutscher Unternehmen, Krankenhäuser oder Institutionen vermehrt Personen mit psychopathischen Zügen anzutreffen sind. Gerhard Roth (2014), Hirnforscher an der Universität Bremen, schätzt, dass jede zehnte Führungskraft psychopathische Züge trage. Die autoritären und streng hierarchischen Strukturen im deutschen Krankenhauswesen oder der Facharztausbildung sind ideale Bedingungen für den Aufstieg skrupelloser Persönlichkeiten in die Führungsebene. Psychotherapeuten begegnen demnach in ihrer Sozialisationsgeschichte über lange Zeiträume Personen mit psychopathischen Zügen, sodass ihnen manches zwar unangenehm, aber doch normal, weil häufig erscheinen mag. Auch dies trägt zu Verzerrungen und Leugnungstendenzen in der Gegenübertragung bei.

Psychopathische Personen oder solche mit dissozialer Akzentuierung, die nicht Insassen von Justizvollzugsanstalten oder forensischen Einrichtungen sind und sich auch mit anderen Symptomen als den typischen psychopathisch-dissozialen Merkmalen vorstellen, imponieren häufig durch

- Charme,
- Jovialität,
- sicheres Auftreten,
- Gewandtheit,
- Unkompliziertheit,
- vermeintlichen oder tatsächlichen Erfolg,
- sexuelle Unkompliziertheit und
- interessante Geschichte(n).

Außerdem bedienen sie – eventuell unbewusste und ungelebte – Bedürfnisse nach

- Bewunderung,
- Sicherheit,
- Erotik,
- Unterhaltung durch Füllen von Leere oder Langeweile,
- Fantasien über sexuelle Abenteuer oder Entgrenzung,
- Identifikation mit Unkonventionalität, Rebellion und
- Teilhabe an Reichtum und Erfolg.

Ihr Erfolg beruht nicht zuletzt auf einer unbewussten Kollusion von verführerischen Beziehungsangeboten, die auf die Bedürftigkeit ihrer Adressaten stoßen. Übergriffe oder Straftaten werden zwar wahrgenommen, aber nicht in ihrer Bedeutung und Tragweite realisiert. Häufig wird aufseiten der Behandler ein Helfersyndrom mit dem Bedürfnis nach gerechten Verhältnissen stimuliert, z. B. durch Schilderung

- scheinbar krasser Ungerechtigkeiten (Mobbing, Verlust des Arbeitsplatzes, soziale Ungerechtigkeiten, Scheidungsauseinandersetzungen oder Ähnliches);
- depressiver Symptome wegen juristischer Schwierigkeiten, ungerechter Anschuldigungen, Verlust von Beziehungen (Kontaktverweigerung der Kinder);
- traumatischer Erfahrungen von Gewalt, Verlassenheit, Misshandlungen, Verwahrlosungen in der Vorgeschichte (Heimerfahrungen);
- einmaliger »Ausrutscher« im Straßenverkehr, unter Alkohol, sogenanntes »Handausrutschen« gegenüber Partnern und Kindern oder sexueller Übergriffe, bagatellisiert als »Finger nicht bei sich behalten können«.

Nicht selten erwächst hieraus das Anliegen nach Bescheinigungen, Attesten oder Gutachten gegenüber Gerichten, Führungsaufsichten, Ämtern oder für Rechtsanwälte.

**Typische weibliche Konstellationen.** Bei weiblichen Patienten vermutet man – wie bereits erwähnt – zunächst keine dissoziale Akzentuierung. Erste Hinweise können sich ergeben aus

- der Nähe zu gewalttätigen Männern oder Gruppen bzw. der erkennbaren Faszination von Gewalt oder Grenzverletzungen durch bedeutsame Angehörige;
- dem Drogenkonsum, der Prostitution oder häufig wechselnden Sexualpartnern;
- der Sorglosigkeit gegenüber minderjährigen Kindern mit eventueller Verwahrlosung, Misshandlung oder Tatenlosigkeit bei Übergriffen durch Dritte;
- minderjähriger Schwangerschaft;
- »kleineren« Delikten wie Ladendiebstahl, Betrug;
- der Sorge um das leibliche Wohl der Patientin oder Dritter und Angst in der Gegenübertragung;
- der Faszination oder sexuellen Neugier über Aktivitäten der Patientin;
- Gefühlen sexueller Unterlegenheit.

**Fazit Anamnesefehler.** Der Interviewer macht charakteristische Fehler; in Behandlungsteams von psychiatrisch-psychotherapeutischen Einrichtungen zeigen sich Spaltungsphänomene. Dabei identifiziert sich der Behandler, der meist mit dem Patienten den intimsten, aber nicht den zeitlich überwiegenden Kontakt hat, weitgehend mit dem Patienten und dessen Schilderungen. Das führt zu

- Verzicht auf kritische, eventuell konfrontative und insistierende Nachfragen oder Überprüfung der Schilderungen des Patienten;
- Furcht, in die vermeintliche Täterposition zu geraten und sich damit äußeren Vorwürfen (durch den Patienten) oder inneren (durch das eigene Wertesystem) stellen zu müssen;
- weshalb auf Akteneinsicht verzichtet oder diese nicht eingefordert wird und
- Kriminal- und Sexualanamnese nicht oder nicht vollständig erhoben werden.

Die Hemmungen – oder die Widerstände – liegen also bei den Behandlern. Man verliert die innere Freiheit, Fragen zu stellen, Unklarheiten anzusprechen oder offensichtliche Lügen als solche anzusprechen.

### Mangelnde Subjekt-Objekt-Differenzierung oder Scham

Ähnlich wie bei sexuellen Themen (▸ Kap. 4) besteht häufig eine Hemmung, konkrete Fragen zu stellen und damit die therapeutische Beziehung anzusprechen. Die dahinter stehende abgewehrte Scham lässt sich in etwa so ausdrücken: »Das kann man doch nicht fragen/sagen (weil ich dann Scham empfinden würde).« »Wenn mich das jemand fragen würde oder mir das jemand sagen würde (weil ich dann Scham empfinden würde)!«

Allerdings beruht diese Hemmung auf einer Identifizierung mit einem Patienten, den es so gar nicht gibt. Denn tatsächlich verspürt der Patient keine Schamgefühle bei den vorgestellten Interventionen, wohl aber der Behandler.

**Praxistipp**

Konstruktive Nutzung häufiger Gegenübertragungen:

- Die Taten werden zwar wahrgenommen, aber in ihrer Bedeutung und Tragweite nicht realisiert. Gegenmaßnahme: Exakte Schilderung des Tatverlaufs und der begleitenden Affekte, Kognitionen, Fantasien eruieren, ggf. mit Unwahrheiten, Ausweichen und Widerständen konfrontieren.
- Der Patient oder seine Taten lösen Angst im Behandler aus. Der Behandler reagiert mit Vermeidungsverhalten. Gegenmaßnahme: Sofortiges Ansprechen aller unangemessenen Verhaltensweisen. Notfalls: Kontakte und Gespräche nicht allein.
- Akzeptanz von vermeintlicher Opferrolle oder Traumatisierungen in der Biografie. Retterfantasien? Gegenmaßnahme: Konzentration auf Anlassdelikte und Verhalten im Alltag. Reflexion der Legalprognose. Nüchternheit.
- Übernahme unterschiedlicher Persönlichkeitsfragmente durch einzelne Teammitglieder. Gegenmaßnahme: Helferkonferenz/Supervision unter der Überschrift »Das alles ist der Patient«.
- Identifikation mit der Opferrolle des Patienten, gelegentlich auch Identifikation mit dem »wilden« Täter, der eigene, ungelebte Seiten repräsentiert. Gegenmaßnahme: Reflexion der eigenen Gegenübertragung und ungelebten Seiten (sprengt den Supervisionsrahmen).
- Enttäuschung, meist nach Idealisierungen im Kontext mit Spaltungsphänomenen. Gegenmaßnahme: Aufgeben von Retterfantasien, realistische Eingangseinschätzung. Aufrechterhalten kritischer Distanz.
- Initiale Ablehnung (auch nach Reflexion/Supervision) ist kaum reversibel und schädigt die Behandlung/den Patienten. Gegenmaßnahme: Behandlerwechsel.
- Zynismus im Rahmen langjähriger Tätigkeit mit zahlreichen Enttäuschungen, persönlichen Verletzungen usw. als Selbstschutz. Gegenmaßnahme: Versetzung, Wechsel des Berufsfeldes.

## 5.6 Häufige Behandlungsfehler

Wenn es sich um explizite und aktenkundige Straftaten handelt, empfiehlt sich – ähnlich wie z. B. bei bisher unauffälligen Internet-Pädophilen – eine genaue Analyse der Stunden vor der Tat, statt die Anwendung nichtmodifizierter Standardverfahren. Der Fokus sollte daher auf dem Fehlverhalten im Hier und Jetzt, Dort und Jetzt und nur soweit auf dem Dort und Damals liegen, inwieweit es kriminelles Verhalten beinhaltet. Statt vorgebrachten Symptomen, Klagen oder Leidensgeschichten Aufmerksamkeit zu schenken, sind die kriminogenen Faktoren zu fokussieren. Dissoziale versuchen fast regelhaft, ihre eigene Opferposition in den Mittelpunkt zu rücken, was von ihrer Täterrolle ablenkt. Es geht um die Verantwortung für das Leid Dritter, statt um die larmoyante Opferpose des Täters. Tatsächlich wird jedoch viel zu häufig und zu intensiv auf die – sicher oft gegebene – biografische Opferposition in der Vergangenheit eingegangen.

**Praxistipp**

Interventionstipp: »Damals waren Sie Opfer. Doch heute sind Sie selbst Täter und dafür verantwortlich.«
Diese Verantwortung als Täter und die bewussten Entscheidungen zugunsten der dissozialen Handlungen werden anhand von 48 oder 72 Stunden Tatanalysen deutlich: Was bewegte den Dissozialen vorher, wie genau verliefen die Stunden vor einer Tat? Welche Fantasien hatte er? Welche Gedanken und Gefühle?
Schilderungen mittels »man« oder »es« sind zugunsten des »ich« zu unterbrechen: »Nein, nicht ›Man hatte Wut‹, *Sie* hatten Wut. Bitte drücken Sie sich so aus, dass Sie ›ich‹ sagen und es klar wird, was Sie dachten, fühlten und vorhatten.« Häufig wird jedoch darauf verzichtet, persönliche Entscheidungen und damit verbundene Entscheidungen zu betonen. Fehlverhalten innerhalb der Institution oder besonders der therapeutischen Beziehung haben unbedingten Vorrang vor allen anderen Themen. Zudem sind Verhaltensänderungen konkret einzufordern, eventuell externe Kontrolle (da die intrinsische Kontrolle und Motivation fehlt) zu etablieren.
Merke: Für Behandlung und Prognose Dissozialer ist die Legalprognose entscheidend, nicht die Krankheitsprognose.

# 6 Der Gruppentherapeut

## 6.1 Rolle des Gruppenleiters

»Mach du mal die Skillsgruppe« oder »Ab morgen leiten Sie die psychoedukative Gruppe und gehen als Koleiterin in die Psychogruppe!« So oder ähnlich klingt der typische Beginn des praktischen Teils I von Psychotherapeuten in Ausbildung in Kliniken oder Institutionen. In der Regel haben die angehenden Psychotherapeuten weder irgendeine Ahnung von Gruppentherapieprozessen, noch ihre Anleiter vor Ort, die meist ohnehin mangels Personal und Zeit kaum unterstützend zur Seite stehen. Diese bekannten Missstände werden auf dem Rücken von Patienten und Ausbildungskandidaten ausgetragen, wobei beide – Patienten wie Psychotherapeuten in Ausbildung – oft erhebliche Ängste vor Gruppen haben (Mattke et al. 2009). Zwar finden die meisten Ausbildungs- und Arbeitssituationen, viele sportliche Aktivitäten, Vereins- und Clubveranstaltungen, Familienfeste oder Grillabende in Gruppen statt. Und in Kliniken und Institutionen haben anteilig die allermeisten therapeutischen Angebote Gruppenformat – vom Frühsport über Morgenrunden, Ergo- und Physio-, Musik- und Psychotherapien bis zu gemeinsamen Mahlzeiten. Dennoch konzentriert sich die Ausbildung von Psychotherapeuten und Fachärzten fast ausschließlich auf Einzelkontakte (Mattke et al. 2009). Das Leben (inkl. weite Teile der Psychotherapieausbildung) findet in Gruppen statt, die Inhalte der Ausbildung fokussieren jedoch Einzeltherapie, weshalb die Therapieausbildung antiquiert ist.

Das hat zur Folge, dass im ambulanten Setting meist nicht überlegt wird, welches Format – Einzel oder Gruppe – für welchen Patienten prognostisch günstiger wäre. Doch mit der Differenzialindikation »Gruppentherapie« ändern sich nicht nur für den Patienten die Rahmenbedingungen; auch der Behandler hat eine von der Einzeltherapie sehr unterschiedene Rolle. Einerseits ist er Teil der Gruppe und des Gruppenprozesses, aber eben ein besonderes Gruppenmitglied. Tschuschke (2010, S. 67) spricht vom »Schäfer«, der nicht zur Herde gehört (allerdings hat man noch nie von einem Schäfer gehört, der selbst ein Schaf ist). Unter diesem Bild kann man sich verschiedene wesentliche Aufgaben des Leiters vor Augen führen, z. B. die Türwächterfunktion, denn er entscheidet, wer in die Gruppe kommt und wer nicht, oder den Schutz der Kohäsion als wichtige Voraussetzung für Arbeitsfähigkeit und Vertrauen in der Gruppe. In den beiden letzten Funktionen wäre der Gruppenleiter jedoch eher – um im Bild zu bleiben – der Schäferhund, weshalb die Vorstellung vom Spielertrainer, die Schultz-Venrath (2012, S. 122) vorschlägt, angemessener erscheint. Tatsächlich wäre ein Schäfer ja auch Herdenführer, was für dynamische Psychotherapiegruppen weder zutreffend ist, noch passen Schäfer und Schafe oder Führer und Geführte zum Emanzipations- und Ablösungsprozess, der wesentlicher Teil eines Gruppentherapieerfolges ist.

Die Auflösung von Dependenzgefühlen und Versorgungsansprüchen lässt sich hingegen gut mit der Figur eines Trainers verbinden. Dies trifft auch für verhaltenstherapeutische oder psychoedukative Gruppen zu, die meist deutlich direktiver geleitet werden als psychodynamische Gruppen. Yalom (2007) sieht eine wesentliche Aufgabe des Leiters im Assistieren bei Entwicklung und Aufrechterhaltung eines therapeutischen Klimas. Diese »Assistentenrolle« erleichtert nicht nur eine gewisse Bescheidenheit beim Leiten einer Gruppe, als Assistent muss man auch nicht so viel Angst vor einer Gruppe haben.

**Praxistipp**

Vor Beginn der Leitung meiner ersten Gruppe mit Selbsterfahrungselementen als studentische Hilfskraft fragte uns der Supervisor, wie wir uns denn die ersten Minuten in der Gruppe vorstellten und wie wir anzufangen gedächten. Da wir zu sechst die uns schmeichelnde Aufgabe ergattert hatten, lag es nahe, dass wir den Anfang im Rollenspiel übten. Ich war als Erster an der Reihe und bemühte mich, möglichst cool rüberzukommen und keinerlei Unsicherheiten zu zeigen. Der Supervisor, der übrigens blind war und wahrscheinlich gerade deshalb feine Nuancen sofort erfasste, unterbrach mich nach wenigen Momenten mit den Worten: »Micha, so geht das nicht! Jetzt fängst du noch mal an, wartest, bis deine Aufregung maximal ist, und dann begrüßt du die Gruppe.« Ich fühlte mich erwischt und beschämt, zudem jetzt offensichtlich aufgeregt, was ich natürlich vorher auch war. Zu meinem Erstaunen fanden mich alle mit meinem zweiten Versuch ganz okay und stimmig. Diesen Hinweis habe ich mir für den Beginn von neuen Gruppen zu eigen gemacht, auch wenn ich inzwischen nicht mehr jene maximale Aufregung spüre wie damals.
Versuchen Sie also nicht, Ihre Unsicherheit und Aufregung zu überspielen. Seien Sie die oder der, der Sie sind. Wenn Sie nicht authentisch sind, können Sie Authentizität auch nicht von den Gruppenmitgliedern erwarten. Sie gewinnen Sicherheit und Gelassenheit am ehesten und schnellsten zurück, wenn Sie nicht gegen sich selbst und Ihre Emotionen – und seien sie auch noch so unbequem – ankämpfen.

## 6.2 Aufgaben des Gruppenleiters

Vor Beginn einer Gruppe oder der Aufnahme einzelner Teilnehmer entscheidet der Gruppenleiter über die Zusammenstellung der Gruppe, also wer in die Gruppe kommt, wer nicht und wer sie eventuell (in einer laufenden Gruppe) verlässt. Die Klärung dieser Fragen hängt vom Konzept der Gruppe ab, nämlich welche Ziele sie hat, welche Inhalte und welches Modell ihr zugrunde liegt.

Die Abbrecherquote in ambulanten Gruppen beläuft sich auf ca. ein Drittel. Palmowski (1992) nennt folgende Zuweisungskriterien für Gruppen, die für die hohe Zahl ausbleibender Behandlungserfolge verantwortlich zu machen sind:

- Äußere Umstände wie lange Anfahrt, berufliche oder familiäre Gründe
- Die Tatsache, dass die Indikation in einer Zweiersituation erfolgt und daher keine probetherapeutische Situation wie bei einer späteren Einzelbehandlung darstellt

- Negative Gegenübertragungen, die zu der den Therapeuten entlastenden Indikation Gruppentherapie führen können (etwa: geteiltes Leid, man muss den Patienten nicht 50 Minuten im Einzelsetting »ertragen«)
- Wenig abgesicherte patientenbezogene Indikationskriterien im Sinne einer Differenzialindikation

Allerdings ist dies ein idealtypisches Modell; im stationären Alltag wird die Teilnahme in vielen Gruppen bereits durch die Stationsregeln bestimmt, viele Gruppen sind obligatorisch (z. B. Stationsversammlungen, gemeinsame Mahlzeiten). Die Teilnahme an speziellen Gruppenangeboten unterliegt teilweise der Indikation (z. B. Skills- oder dialektisch-behaviorale Gruppen etwa bei Selbstverletzung oder Borderline-Störung) oder der Diagnose (etwa homogene Gruppen für bestimmte Störungsbereiche), teils aber auch Zwängen des jeweils gültigen Abrechnungssystems.

Im ambulanten Setting kann der Gruppenleiter abhängig von der Nachfrage einzelne Patienten gemäß Prognose und Indikation für eine bestimmte Gruppe auswählen. Wesentlich dabei ist die Passung von Gruppenleiter, Gruppenmitglied und Gruppe und die Vorbereitung des Patienten auf die Gruppe (▸ Kap. 2.2, Aufklärung, Klärung von Fokus oder Foki).

Ein Fokus hilft dem Therapeuten wie dem Patienten, sich zu orientieren, Probleme einzugrenzen und die Behandlung auf wenige Bereiche zu konzentrieren. *»Ein dynamischer Fokus sollte idealerweise ein zwischenmenschliches Transaktionsmuster erfassen, das lebensgeschichtlich bedeutsam ist und darüber hinaus gegenwärtig Schwierigkeiten verursacht«* (Strupp u. Binder 1991, S. 110):

- Wie sieht der Patient seine eigenen zwischenmenschlichen Handlungen?
- Wie sieht er Handlungen und Reaktionen anderer auf sich selbst?
- Welche Erwartungen und Bedeutungen knüpft er an die Interaktionen mit anderen?
- Wie wirkt sich seine Beziehungsbeteiligung auf sein Selbstbild und sein Selbstwertgefühl aus? (Alle vier Punkte nach Strupp u. Binder 1991, S. 95)

Im Ergebnis besteht ein Fokus aus einem Dreisatz:

1. Wunsch/Bedürfnis
2. Befürchtungen, die der Realisierung des Bedürfnisses entgegenstehen
3. Abwehr bzw. Vermeidung der Realisierung des Wunsches

In einer laufenden Gruppe kommen auf den Gruppenleiter eine Reihe von Aufgaben zu (Dally 2014; Hilgers 2010; Strauß 2012; Tschuschke 2003).

### Rahmenbedingungen schützen

Die grundlegende Aufgabe besteht darin, die Rahmenbedingungen zu schützen:

- Pünktlichkeit, regelmäßige Teilnahme bzw. Absagen, Regelung von Fehlzeiten, z. B. durch Urlaub einzelner Mitglieder oder des Leiters.

- Bezahlung oder Abgabe der Versichertenkarte.
- Verschwiegenheit der Teilnehmer. Sinnvoll ist eine schriftliche Verschwiegenheitsverpflichtung der Teilnehmer. Psychotherapeuten und Gruppenleiter unterliegen einer gesetzlichen Schweigepflicht, die bei Verstößen mit erheblichen Konsequenzen verbunden sein kann. Das gilt allerdings nicht für die Gruppenmitglieder, sodass theoretisch ein Mitglied Äußerungen anderer herumerzählen oder in reißerischen Medienbeiträge veröffentlichen könnte. Dies ändert auch die schriftliche Verschwiegenheitserklärung im Grundsatz nicht; sie schafft jedoch größere Verbindlichkeit und Sicherheit.
- Umgang mit entstehenden erotischen Beziehungen zwischen einzelnen Mitgliedern; Unterbindung heftigen Agierens (Sexualisierungen, verbale oder konkrete Übergriffe, Drohungen, Gewalt, Demütigungen, Drogenkonsum).

Verstöße gegen die Rahmenbedingungen sollte man in der Gruppe ansprechen, denn sie betreffen letztlich alle Mitglieder, weil die weitere Teilnahme von der Beachtung der Regeln abhängt. Zum Beispiel so: »Herr X, mir fällt auf, Sie haben die letzte Rechnung nicht bezahlt« oder »Frau Y, Sie kommen in letzter Zeit immer zu spät. Das beeinträchtigt die Arbeit der Gruppe. Könnten Sie dieses Verhalten einstellen?« Oder: »Was hat es damit auf sich, dass Sie immer kurzfristig absagen?«

**Praxistipp**

Handelt es sich um die eigenen Interessen des Therapeuten, also um die Versichertenkarte oder um unbezahlte Rechnungen, sollte das in der Intervention auch klar zum Ausdruck kommen. Es wirkt wenig authentisch, wenn man sich empathisch um Widerstände oder strukturelle Defizite bemüht, wo es tatsächlich zunächst um das eigene finanzielle Wohl geht. Häufig haben Psychotherapeuten Schwierigkeiten, finanzielle Forderungen durchzusetzen oder monetäre Konflikte anzusprechen. Widmet man sich stattdessen eventuellen Widerständen oder komplizierten Deutungen des Patientenverhaltens, liegt es nahe, dass die Gruppe dies als Drücken vor dem eigentlichen Konflikt erlebt, was kein hilfreiches Modellverhalten darstellt. Da mangelnde Compliance bei Pünktlichkeit, Zahlungsmoral usw. die gesamte Gruppe betrifft, sollte man diese Themen auch in der Gruppe ansprechen und nicht verschämt im Separé.

## Kohäsion fördern

Der Gruppenleiter unterstützt den Zusammenhalt der Gruppe. Besonders, wenn eine Gruppe neu beginnt, gehört die Förderung der Kohäsion zu seinen wichtigsten Aufgaben (vgl. die hohe Abbrecherquote zu Beginn). In den ersten Sitzungen einer gerade zusammengestellten Gruppe wird man daher die Atmosphäre und die Gedanken, Befürchtungen und Fantasien der gesamten Gruppe kommentieren, weniger das Verhalten und die Beiträge Einzelner.

**Praxistipp**

Um die Kohäsion zu fördern und nicht Einzelne in den Fokus zu nehmen, was das Angstklima zu Beginn einer neuen Gruppe noch verstärken würde, kann man Äußerungen einzelner Gruppenmitglieder aufgreifen und als Thema der Gruppe interpretieren, etwa: »Herr X, Sie haben gerade nach Regeln gefragt, wie das hier eigentlich gehen soll. Ich könnte mir vorstellen, dass Sie damit für die meisten Gruppenmitglieder sprechen, die sich auch unsicher fühlen.« Oder noch supportiver: »Frau Y, ich glaube, Sie haben sich gerade für die ganze Gruppe engagiert, als Sie mich gefragt haben, was eigentlich meine Aufgabe ist und weshalb ich überhaupt hier sitze, wenn ich so wenig rede. Geht es den anderen auch so?«

### Weitere Aufgaben

Der Gruppenleiter hat die Aufgabe, die Veränderungsprozesse in Hinblick auf die Ziele der Mitglieder und der Gruppe insgesamt zu fördern. Er achtet stets darauf, möglichst alle Teilnehmer einzubeziehen, in dem er z. B. ängstliche Schweiger aktiv anspricht. Weitere Aufgaben sind folgende:

- Der Therapeut unterstützt und begleitet die Interaktionen der Teilnehmer durch Kommentare.
- Er schützt einzelne Mitglieder vor entweder zu früher inflationärer Selbstöffnung oder Zementierung schweigsamer Selbstverschlossenheit.
- Er fördert ein mildes, akzeptierendes Klima, das Veränderung ermöglicht.
- Er deckt maladaptive implizite Regeln der Gruppe oder die Dominanz einzelner Mitglieder auf.
- Je nach Gruppe und Strukturniveau unterbindet er Herrschaftsansprüche einzelner Mitglieder.
- Eventuell begrenzt er Rede- oder Interaktionsanteile einzelner Teilnehmer.
- Er interpretiert das Verhalten und Erleben einzelner Gruppenmitglieder und das Verhalten und Erleben der Gruppe als Ganzes.
- Er gibt gelegentliche Deutungen gegenüber der Gruppe und den Einzelnen.
- Er erläutert, was er tut und warum er es tut. Dies geschieht auf dem Hintergrund der Foki der einzelnen Mitglieder bzw. des aktuellen Fokus der Gruppe.

**Praxistipp**

Gruppen neigen zu Beginn dazu, eine ängstliche Spannung aufzubauen, weil man sich noch nicht kennt und vertraut. Häufig hält ein Gruppenmitglied diese Spannung, eventuell verbunden mit Schweigephasen, nicht aus und beginnt zu viel und zu früh intime Einzelheiten seiner Probleme zu berichten. Die Gruppe reagiert darauf naturgemäß erleichtert, weil sich zunächst alle anderen entlastet fühlen und man ein Thema bzw. eher ein Opfer gefunden hat, mit dem sich dann die Gruppe auseinandersetzen kann.

Man sollte diesen Prozess rasch ansprechen und das sich öffnende Mitglied wertschätzend darauf hinweisen, dass es sehr viel für die Gruppe tut, indem es sie entlastet. »Sind Sie dennoch sicher, dass Sie bereits jetzt so viel von sich berichten möchten? Schauen Sie mal, wie froh die anderen sind, dass Sie und nicht die übrigen Gruppenmitglieder im Fokus stehen. Ich schlage vor, wir fragen mal die Gruppe, wie es ihr damit geht.« Oder: »Ich merke, dass Sie sehr wichtige Dinge Ihres Lebens berichten. Ich schlage vor, wir machen hier mal einen Schnitt und schauen, wie es den anderen damit geht. Es könnte ja sein, dass Sie sich nach unserer Sitzung fragen, ob Sie nicht viel zu viel erzählt haben und sich dann sehr unwohl fühlen oder schämen.«

Für die Arbeit mit Affekten, Kognitionen, Fantasien und Befürchtungen ist es von unbedingtem Vorteil, wenn der Gruppenleiter die Gegenübertragung nutzt, um unbewusste Vorgänge in der Gruppe oder bei Einzelnen zu analysieren. Arbeitet der Leiter mit Affekten und Kognitionen, fördert er damit die aktive Arbeit an Verhaltensänderungen. Vorschläge von Leiter und Gruppe (durch den Leiter aktiv herbeigeführt) fördern das Erleben alternativer Verhaltensweisen und deren Einübung. Ermutigung zum respektvollen Feedback unter den Teilnehmern unterstützt den Gruppenprozess.

**Praxistipp**

Lassen Sie sich von solchen Aufzählungen nicht ins Bockshorn jagen. Auch als sehr erfahrener Gruppenleiter übersehen Sie ständig bestimmte Phänomene, weil Sie sich manchen Prozessen zuwenden, dabei andere jedoch – zeitweilig – aus dem Auge verlieren. Da die wenig beachteten Gruppenphänomene die Eigenschaft haben, an Dynamik zuzunehmen, werden Sie sie eben etwas später bemerken.
Es gibt nur wenige Situationen in der Psychotherapie, bei denen keine Zeit bleibt und sofortiges Handeln erforderlich ist (meist bei Fremd- oder Eigengefährdung).

## 6.3 Was macht einen »guten« Gruppenleiter aus?

Strauß (2012, S. 186 f.) referiert ein auf einem internationalen Meeting vorgestelltes Paper von Burlingame (Burlingame et al. 2003). Burlingames Befunde verstehen sich methoden- und verfahrensübergreifend:

Günstig wirken sich aus:

- Aktivität, Authentizität, Mitgefühl und Warmherzigkeit, gekoppelt mit deskriptivem (technisch neutralem, nichtwertendem) und positivem Feedback (Teilnehmer profitieren mehr vom Feedback durch andere Gruppenmitglieder als durch den Leiter)
- Strukturierung
- Verstärkung und Modellfunktionen
- Mäßige Konfrontation, sofern eine tragfähige therapeutische Beziehung besteht
- Kombination von Beziehungsfokus und technischen Interventionen
- Beachtung des Gruppenprozesses insgesamt

Zum ersten Punkt: In ambulanten Settings ist dies häufig ein Indikationsmotiv: Der Therapeut bewegt sich auf der Metaebene, verstrickt sich also weniger als im Einzelsetting, Rückmeldungen erfolgen meist durch die Gruppe und werden vom

Patient eher akzeptiert. Der Gruppenleiter assistiert bei diesem Prozess, was eine Entlastung für alle Beteiligten bedeutet. Somit bleibt der Leiter Teil des Prozesses, ohne sich über die Maßen direkt in die Konflikte einlassen zu müssen.

Ungünstig wirken sich aus:

- Durchweg dominantes und kontrollierendes Leiterverhalten
- Negative, emotionale Feedbacks oder emotionale Verstrickung
- Ausgeprägte Konfrontationen, Fokus auf Beziehung mit emotionaler Beteiligung speziell bei psychotischen Patienten
- Extreme technische Rigidität und Distanziertheit
- Unangemessene Selbstöffnungen des Leiters (Es macht einen Unterschied, ob man Fragen nach dem Urlaub beantwortet oder über die eigene Ehekrise berichtet. Letzteres erleben Gruppenmitglieder als peinlich, belastend oder übergriffig, die Bemerkungen über den letzten Urlaub jedoch meist als menschlich und »normal«.)

Der Leitungsstil richtet sich zudem nach der Gruppenfähigkeit, der Motivation und der Kompetenz (also im Wesentlichen dem Strukturniveau) der Patienten. Bei sehr motivierten, sozial kompetenten und strukturell wenig gestörten Patienten wird sich der Gruppentherapeut weniger direktiv und unterstützend, sondern deutend und interpretativ verhalten, während bei geringerer Kompetenz und niedrigerer Motivation mehr Direktivität und Anleitung angezeigt sind (Strauß 2012, S. 187).

**Strukturniveau und strukturelle Störungen (Streeck 2014, S. 149 ff.)**

Patienten mit strukturellen (oder ich-strukturellen Störungen) zeigen bei wesentlichen Ich-Funktionen Defizite, namentlich bei Impulskontrolle, Affektwahrnehmung und Affektregulation, Integration von (inneren wie äußeren) Widersprüchen, Erinnerungsfähigkeit, Frustrations- und Spannungstoleranz, Aufschub, Fantasie- und Symbolisierungsfähigkeit und antizipatorischem Denken.

Dies führt u. a. zu konkretistischem Denken und weitgehender Unfähigkeit,

- Erleben und Verhalten anderer zu verstehen (Mentalisierung) oder die Wirkung eigenen Verhaltens auf andere realistisch einzuschätzen,
- ein stabiles Selbstwertgefühl, stabile Vorstellungen von sich und anderen (Selbst- und Fremdrepräsentanzen) zu entwickeln,
- andere nicht nur instrumentell-manipulativ zur Stabilisierung der eigenen Person, eigener Grenzen und des Selbstwerts oder Sicherheitsgefühls zu benutzen,
- auf Suchtmittel zur weitgehenden Selbstregulation zu verzichten,
- mit Fantasien zu arbeiten und diese spielerisch, planerisch oder kreativ einzusetzen.

Unzureichend und ohne aussagekräftige Ergebnisbefunde bleiben nach Burlingame (2003) kotherapeutische Leitungen, die jedoch in der Bundesrepublik wenigstens im stationären Rahmen zum Alltag gehören. Deshalb behandele ich das Thema Chancen und Risiken von Kotherapie im nächsten Abschnitt.

## 6.4 Koleitung von Gruppen

Angehende ärztliche wie psychologische Psychotherapeuten und Psychiater werden in Kliniken häufig erstmals mit Gruppenarbeit in der Rolle der Junior- oder Kotherapeuten konfrontiert. Die grundsätzliche Problematik dieser Form von Ausbildung nach dem Prinzip des Ins-kalte-Wasser-Stoßens habe ich eingangs angesprochen. Neben allen Nachteilen gibt es jedoch auch Vorteile einer Doppelleitung:

- *Unterschiede als Gewinn für die Gruppe:* Eine Koleitung eröffnet unterschiedliche Sichtweisen und Perspektiven auf das Gruppengeschehen, Antipathien können besser kompensiert werden, persönliche Gegenübertragungsmuster relativieren sich.
- *Weniger Unterbrechungen der Sitzungen:* Wenn ein Therapeut wegen Krankheit oder Urlaub fehlt, kann wenigstens ein Leiter die Gruppe fortführen. Das gibt der Gruppe eine höhere Kontinuität. Dies ist in Zeiten des Dauersparens mit der Folge chronischer Personalmängel oder Dienstfrei in Folge von Nachtdiensten fast schon zwingende Bedingung für die Aufrechterhaltung der Versorgung.
- *Differenzierte Übertragungen* (kognitive Erwartungen) der Gruppe oder einzelner Mitglieder können durch die Gruppenleiter genutzt und angesprochen werden. Dies betrifft insbesondere Spaltungen (z. B. nach Geschlecht, Alter, Mutter- versus Vaterübertragungen, Opfer – Täter, gut – böse, streng – milde, Kumpel – Autorität usw.).
- *Kritisch-offene Kommunikation* zwischen den Leitern über unterschiedliche Sichtweisen, Interventionen, Spaltungen oder potenziell entgleisende Gegenübertragungen kann modellhaft für die Gruppe fungieren. Die Integrität und Loyalität der Gruppenleiter bleibt auch bei Dissens bestehen. Unterschiedliche Einschätzungen oder auch einmal ein freundlicher Meinungsaustausch – transparent für die Gruppe – können bei Teilnehmern mit destruktiven historischen oder aktuellen Konflikterfahrungen als korrigierende Erfahrung wirken: Konflikte von Eltern, Autoritäten oder Verantwortungsträgern können ausgetragen hilfreich sein, selbst dann, wenn Unterschiede fortbestehen. Dissens bedeutet also mitnichten Scheidung oder Trennung. Im Gegenteil, Streitkultur belebt Beziehungen, hält sic jung und im besten Sinne spannend. Gruppenleiter stellen sich demnach gelegentlich mit ihren Interventionen infrage, ohne dass sie als Autorität zur Disposition stehen. Sie wertschätzen offen Sichtweisen und Interventionen des jeweils anderen, die Kritik folgt dem Prinzip ad rem, non ad personam (an der Sache, nicht an der Person). Dies setzt allerdings voraus, dass der erfahrenere Leiter seine Macht nicht narzisstisch zur Selbstdarstellung missbraucht. Auf diese Weise bieten die beiden Leiter, besonders wenn sie unterschiedlichen Geschlechts sind, zahlreiche Projektionsflächen für Übertragungen, die im Hier und Jetzt aufgelöst werden können.

Allerdings stellt Koleitung auch eine Herausforderung an Kritikfähigkeit, Solidarität und den Umgang mit Rivalität dar:

- Es geht nicht um Vermeidung von *Rivalität und Konkurrenz*, sondern um einen konstruktiven, loyalen Umgang damit. Können die Erfahreneren mit dem

Wachsen ihrer »Zöglinge« umgehen und sie fördern? Können die »Neulinge« die »Älteren« respektieren, ohne sie ständig infrage stellen zu müssen? Haben beide Freude an loyalem Ringen um das passende Vorgehen und freuen sich aneinander? Unterstützen sich die Leiter gegenseitig in Nachbesprechungen hinsichtlich ihrer Fragen und Unsicherheiten (▸ Kap. 8)?
- Werden *Spaltungen* integriert oder als Mittel zum Machtkampf untereinander missbraucht? Gibt es *Fraktionierungen* der Gruppe, die durch die Leiter zum eigenen narzisstischen Gewinn gefördert oder geduldet werden?
- Sind *Rollenverteilungen* zwischen den Gruppenleitern oder Rollenzuschreibungen durch die Gruppe starr oder flexibel? Existieren z. B. Rollen des Lehrlings und der erfahrenen Autorität? Und wenn ja, wie sehr unterliegen sie der Veränderung, denn tatsächlich können ja beide initial nichts für Erfahrungs- oder Wissensvorsprung?
- Unterstützen sich die Leiter bei *Kritik aus der Gruppe*, ohne sie starr abzuwehren oder in Lagermentalität zu verfallen? Kann die Gruppe bei Kritik, Lob oder Bewunderung in ihrem Ausdruck gefördert werden, ohne dass der in Rede stehende Leiter entweder starr verteidigt oder ebenso rigide kritisiert wird?
- Wie werden positive Übertragungen gegenüber den attraktiven, jungen (oder erfahrenen, älteren) Leitern genutzt? Geben sie Anlass zu *Neid und Missgunst* oder Schuld- und Schamgefühlen untereinander oder können diese Übertragungen genutzt werden? Können die Leiter diese Übertragungen auch vor der Gruppe diskutieren?
- Führen *unterschiedliche Ideologien oder Therapieschulen* zu Machtkämpfen oder dienen sie instrumentell dazu? Gibt es nur ein – ideologisch unterfüttertes – »wahres« Therapiemodell und ebensolche Techniken? Wie werden Interessenkonflikte zwischen den Leitern ausgetragenen – als Modell für eigene Machtkonflikte in Partnerschaft, Ausbildungs-, Berufsalltag oder Freundeskreisen?
- *Verantwortungsdiffusion, Rollenabsprachen und Emanzipation:* Koleitung kann zu Unklarheiten über die Verantwortung führen, wenn Absprachen fehlen oder die Kooperation mangelhaft ist. Klare Rollenabsprachen vermeiden dieses Problem, können aber auch die Flexibilität der Gruppentherapeuten behindern. Profitiert der unerfahrenere »lernende« Koleiter von der Kooperation und emanzipiert sich, müssen beide ihre Rollen beständig neu definieren und flexibel mit ihrer Leitungsfunktion umgehen. Auch dies kann ein sehr hilfreiches Modell für außertherapeutische Beziehungen sein.

## 6.5 Was hilft – dem Therapeuten?

Gibt es ein wirksames Mittel gegen die Angst vor Gruppen? Der etwas lahme Verweis auf wachsende Erfahrung und zeitgleich abnehmende Ängste dürfte zu Beginn des Berufslebens oder der Arbeit mit Gruppen nicht wirklich zu Entspannung führen. Und – siehe oben – krampfhafte Coolness auch nicht. Man wird also mit einer gewissen Aufregung und Unsicherheit leben müssen.

Die Ängste der Gruppentherapeuten werden durch eine unbewusste Übereinstimmung in der Annahme über die Bedeutung des Gruppenleiters verstärkt. In jungen Gruppen schauen die Teilnehmer den Leiter erwartungsvoll an, im Glauben, er werde die Gruppe in einer Weise leiten, die die Teilnehmer weitgehend aus der Verantwortung nimmt. Umgekehrt fühlen sich noch recht unerfahrene Gruppentherapeuten für das Gelingen jeder Sitzung im Übermaß verantwortlich – eine Kollusion zwischen den Mitgliedern und dem Leiter, die nicht eben entspannend auf den Leiter wirkt.

Die ebenfalls kontraproduktive Position wird von manchen analytischen Gruppenleitern durch kontraphobisches Nichtstun verkörpert. Wie fast immer im psychotherapeutischen Prozess ist eine Haltung des Nicht-zu-viel-Wollens angezeigt, die weder jede Verantwortung von sich weist, noch alles kontrollieren und steuern möchte. Jenseits überzogener Ansprüche an das eigene therapeutische Tun ist ein Mitschwimmen im Prozess, ein Begleiten dessen, was gerade geschieht, hilfreich. Man äußert Beobachtungen, was gerade in der Gruppe Thema ist, z. B. dass sich alle fragen, was der verdammte Gruppenleiter eigentlich tut (oder eben nicht tut) und man sich die Gruppe anders vorgestellt hat. Man unterstützt die Mitglieder in ihren Selbstäußerungen, ohne zu viel wissen zu wollen, etwa, was die unbewussten lebensgeschichtlichen Beweggründe für die Erwartungen an den Leiter sind. Dass es ganz schön aufregend und ungewohnt ist, als neues Mitglied in eine Gruppe einzutreten, ist keine preisverdächtige Intervention, holt aber ein neues Mitglied genau da ab, wo es sich emotional befindet.

> Im Rahmen von Gruppenselbsterfahrungen für angehende Psychotherapeuten fragen mich Kollegen am Ende der 50-Stunden-Blöcke immer mal wieder: »Micha, ich möchte auch Gruppen so gut leiten wie du. Wie schaffe ich das?«
> Ich antworte dann: »Vergiss es!« Was natürlich zu Entsetzen der Teilnehmer führt, die glauben, mit einem Mal das wahre Gesicht des völlig arroganten und schnöseligen Leiters entdecken zu müssen. Nach diesen Schrecksekunden erläutere ich meine Bemerkung: »Ich leite keine Gruppen gut. Ich leite sie einfach nur. Wenn ihr eine Gruppe gut leiten wollt, seid ihr mit euch selbst beschäftigt, nicht mit der Gruppe. Ihr überschätzt euch, wenn ihr es gut machen wollt. Vieles, was hier im Laufe unserer gemeinsamen Zeit gut verlaufen ist, lag an euch und der Art, wie ihr miteinander gearbeitet habt. Dabei habe ich euch einfach nur begleitet. Das ist das Beste, was ein Gruppenleiter tun kann. Aber bloß nicht mehr.«

Die Frage des Teilnehmers deckt die unbewusste innere Strenge auf, die für die Angst vor Gruppen eine wesentliche Rolle spielt: Je strenger das professionelle Über-Ich mit seinen Forderungen an einen »guten« Therapeuten ist, desto heftiger werden die Versagensängste. Doch, um noch einmal Karl Valentin zu bemühen, einfach ist eben schwer. Hinter meiner zunächst arrogant erscheinenden Bemerkung steht eine gewisse Bescheidenheit, die ich mir im Laufe der Jahre bei allem Selbstbewusstesein erkämpft habe, nämlich, dass ich als Gruppenleiter nur eine begrenzte Bedeutung habe. Und jedesmal, wenn ich eine neue Gruppe begonnen habe und etwas selbstzufrieden dachte »Na ja, was soll schon passieren, ich habe ja schon alles erlebt«, rächt sich dieser selbstgefällige Gedanke, weil im nächsten Moment etwas völlig Unvorhergesehenes geschieht, ein Gruppenmitglied sich als sehr speziell erweist oder aus einer Ecke Anwürfe kommen, die ich nicht vermutete. So bleibt eine Gruppe immer auch ein Abenteuer, das mit einem Rest an Aufregung und einer gesunden Neugierde am besten begleitet, nicht aber bewältigt werden kann.

Und doch lockt eine beglückende Aussicht nicht nur für die Teilnehmer, sondern auch für uns als Leiter: Gruppen können »das Lernziel Solidarität« (Richter 1974), heute vielleicht wichtiger denn je, in fast einzigartiger Weise verkörpern. Die Hoffnung, dass sehr unterschiedliche und meist auch schwierige Menschen nicht nur miteinander auskommen können, sondern sich zu lieben beginnen. Sie lernen, sich zu akzeptieren, mit ihren Macken und Eigenarten, Konflikten und vor allem den anfangs scheinbar unerträglichen Verhaltensweisen. Nicht nur, weil die Gruppentherapie hilft, die ärgsten Auswüchse der Symptome zu lindern, sondern weil sich an den meisten Teilnehmern liebenswerte Züge zeigen, die am Ende das Ausscheiden aus der Gruppe für Teilnehmer wie Leiter wehmütig gestaltet. Die Gruppe stellt eine konkrete Utopie dar, die uns alle immer wieder aufs Neue lehrt, »das Hoffen zu lernen« (Bloch, 1973 S.).

## 6.6 Die psychodynamisch-interaktionelle Gruppe – oder: Man muss gar nicht so viel wissen

Die Empfehlung meines damaligen Supervisors, die ich eingangs des Kapitels schilderte, eröffnet zwar zunächst die Aussicht auf einen gewissen initialen Stresspegel, zugleich aber auch auf nachfolgende Gelassenheit: Man muss gar nicht so viel wissen und schon gar nicht viel machen. Denn in interaktionell-psychodynamischen Gruppen kommt es darauf an, den Prozess zu begleiten. Der Gruppenleiter kommentiert den Prozess der Gruppe und der Einzelnen. Dies entlastet von der Notwendigkeit, bedeutungsschwere Deutungen frühkindlicher Erlebnisse bereitzuhalten, die im Zweifel zunächst zu anhaltender Regression führen. Stattdessen ist es hilfreich, zunächst die Interaktionen der Gruppenmitglieder zu beschreiben und sich nach den Motiven zu fragen, wozu gerade jetzt bestimmte Interaktionen im Vordergrund stehen. Man bemerkt die Rollen einzelner Teilnehmer, die eher das emotionale Herz der Gruppe sind, der intellektuelle Kopf oder der Revoluzzer, der nach kurzer Zeit die sich einstellende Harmonie unterbricht. Wie interagieren die Mitglieder untereinander und was ist das gerade anstehende Thema der Gruppe? Sicherheit, Regeln, Trennung und Verlust, Aufnahme neuer oder Verabschiedung alter Teilnehmer? Wie ist die emotionale Befindlichkeit der Gruppe? Oder wie könnte sie sein, wenn die gerade vorherrschende Interaktion nicht stattfinden würde? Welche Bedürfnisse und Befindlichkeiten drücken Einzelne für die Gruppe aus? Und auch wenn ein Mitglied ein aktuelles eigenes Problem schildert: Ist es wirklich nur ein singuläres Thema dieses Mitglieds? Wieso steigen Einzelne auf das Thema ein, andere nicht?

Vor allem: Vieles wird man als Leiter nicht wissen. Aber warum nicht die Gruppe fragen? Weshalb nicht die Fragen an die Gruppe weitergeben und wiederum den Prozess der Beantwortung oder Ratlosigkeit beschreiben? Wieder ist es Mister

Spock (▸ Kap. 2.5), der eine Modellfunktion für die Gruppe darstellen könnte: mit dem Staunen darüber, was gerade passiert, was die Einzelnen bewegt und welche Rollen sie einnehmen.

Die Gelassenheit des Gruppenleiters entsteht aus der Haltung, dass man im Zweifel keine Ahnung hat, weshalb gerade eine bestimmte Interaktion der Teilnehmer stattfindet, dies aber sehr spannend findet. Und diese Neugier und das wohlwollende Interesse fragend oder kommentierend an die Gruppe weitergibt.

Mit psychoanalytischen Gruppen und einem inaktiven, wenig beteiligten, intransparenten, schweigenden und deutenden Gruppenleiter verhält es sich nach meiner Überzeugung so: Wer das als Gruppenmitglied gut aushält, hat keine Gruppentherapie benötigt. Demgegenüber besteht die enorme Chance einer interaktionellen Gruppe darin, dass im Hier und Jetzt Konflikte ohne hohes Regressionsrisiko erlebt und verändert werden können. Meist benötigt man dazu keiner intensiven Rückschau auf primäre Bezugspersonen und den Beziehungen mit ihnen – eher eines Schlaglichts auf diese damaligen Szenen, die sich im Hier und Jetzt wiederholen. In Gruppen verdichten sich rasch die Übertragungsbeziehungen. Interaktionsmuster etablieren sich, die auch sonst eine bedeutsame Rolle spielen. Meist benötigt man eben gerade nicht die langwierigen Deutung früher Erlebnisse, sondern die Beschreibung dessen, was hier und jetzt geschieht, mit der Frage, ob das sinnvoll und gewünscht ist. Es mag sein, dass sich dann eine eher kurze regressive Rückschau anbietet, jedoch immer mit der Perspektive auf Gegenwart und Zukunft.

Dies alles entlastet den Gruppenleiter davon, jedes historische Detail aller Gruppenmitglieder beständig im Kopf zu haben. Wichtig sind vielmehr die aktuellen Foki der Gruppenmitglieder einerseits und der Gruppe andererseits: Worum geht es jetzt in der Gruppe vor dem Hintergrund des laufenden Prozesses? Und worum geht es gerade den einzelnen Teilnehmern?

Eine Selbsterfahrungsgruppe angehender psychologischer und ärztlicher Psychotherapeuten und angehender Fachärzte hat sich über den Zeitraum einiger Wochen nicht gesehen. Zu Beginn der Gruppe herrscht Schweigen. Die Gruppe fremdelt, man weiß nicht, wie man wieder zueinander findet. Genau das sage ich der Gruppe. Eigentlich sage ich nichts, was auch nur im Ansatz klug, tiefgreifend oder hintergründig wäre. Ich sage nur etwas sehr Banales, nämlich was gerade ist. Daraufhin beginnen die ersten Einfälle: Wie es war in der Herkunftsfamilie, wenn man sich lange nicht gesehen hatte. Manche berichten, dass Wieder- oder Nachhausekommen übel genommen wurde, weil das Weggehen irgendwie böse zu sein schien. Andere, wie fremd man sich nach einer längeren Trennung wurde. Oder wie das Zusammenkommen damals gefeiert wurde. Es wird lebendig. Ich muss gar nichts mehr tun, wissen oder wollen. Dann fangen die Mitglieder an, sich gegenseitig zu fragen, was sie zwischenzeitlich erlebt haben oder berichten es spontan. Ich könnte jetzt sagen, dass manchmal diese Anfangsunsicherheit wichtig ist, damit man wieder in Kontakt kommt. Ich könnte auch den Austausch kommentieren, der jetzt ohne mein Zutun läuft. Oder den einen oder anderen Bericht, den wir hören. Kurz: Ich muss gar nicht angestrengt nach Themen suchen. Eher besteht – wenn überhaupt – die Schwierigkeit darin, eines herauszupicken, das den Prozess der Gruppe und der Einzelnen fördert. Also halte ich den Mund und warte ab, bis sich ein eindeutiges Thema herauskristallisiert. Im Vertrauen und der Zuversicht, dass die Gruppe ihr Thema findet. Und der Gruppenleiter gar nicht so wichtig ist …

# 7 »Verweile doch …« Der Faktor Zeit in der Psychotherapie

Karlheinz Geißler schildert in seinem bezaubernden Buch »Zeit. Verweile doch, du bist so schön« eine Szene in einem irischen Pub: *»Gegen Mitternacht frage ich während meines Sommerurlaubs im Westen Irlands den Schankkellner: ›Wann schließt dieses Pub?‹ Die Antwort: ›Im November‹.«* (Geißler 1997, S. 15)

Die überraschende Antwort des Kellners suggeriert Zeitlosigkeit: Man könnte sozusagen endlos weiter Guinness oder Kilkenny trinken, es gibt keine *last order* und daher auch kein Ende. Der Charme der Anekdote besteht in der Aufhebung von Endlichkeit. Das befreiende Gelächter triumphiert einen Moment über jedes menschliche Ende, über den Tod.

Das in der kleinen Geschichte von Geißler in weite Ferne gerückte Ende findet seine Parallele im Beginn von Langzeittherapien: 80 Stunden einer Verhaltens- oder 100 Stunden einer tiefenpsychologisch fundierten Psychotherapie, gar 300 Stunden einer analytischen Psychotherapie suggerieren jene beglückende Zeitlosigkeit, die einen das Ende vergessen lässt – zunächst. Doch wie im Leben rückt das Behandlungsende gnadenlos näher und alsbald melden sich entweder zahlreiche Befürchtungen vor dem Leben ohne Therapie und Therapeut oder Gruppe. Oft kehren die alten Symptome zurück, neue kommen überraschend hinzu und gelegentlich wird auch – besonders in psychiatrischen Settings – »die Suizidkarte gezogen«.

## 7.1 Therapiedauer und Lebenszeit

Zeitliche Begrenzungen sind wesentlicher Teil der Rahmenbedingungen von Einzel- wie Gruppentherapie. Zugleich sind sie eine wichtige Ressource für den therapeutischen Prozess (Brabender et al. 2004, S. 80), wenn es um Vermeidung, Aufschub, Konfrontation mit der Realität und Veränderungsmotivation geht. Der Zeitfaktor bestimmt drei Parameter der Psychotherapie:

- Die Dauer der Sitzung – meist 50, gelegentlich 25 oder 100 Minuten (besonders bei Gruppen)
- Die Frequenz der Sitzungen (mehrmals wöchentlich, wöchentlich oder niederfrequent)
- Die Dauer der Therapie

In der Regel schätzen Psychotherapiepatienten die Bedeutung des bewilligten Sitzungskontingents falsch ein: Teilt man ihnen mit, man hielte eine Langzeittherapie von z. B. 100 Stunden für angemessen, stößt man oft auf Bestürzung: »So lang?!« Umgekehrt fürchten die gleichen Patienten schon recht bald nach Behandlungsbeginn, dass der gewählte Zeitraum nicht ausreichen könnte.

Im Grunde ist dies eine verblüffende Parallele zum Erleben von eigener Lebenszeit schlechthin: Als Kinder und Jugendliche haben wir – Gesundheit vorausgesetzt – das Gefühl, noch unendlich viel Zeit vor uns zu haben, womöglich auch eine fast grenzenlose Zahl von Möglichkeiten des Lebens, was einen sehr gelassenen Umgang mit der Zeit mit sich bringt. Doch fast über Nacht stellt sich der Eindruck ein, nur begrenzte Zeit zu haben, bei Frauen z. B. hinsichtlich eines Kinderwunsches, was Männern aus biologischen Gründen zunächst nicht so drängend erscheint. Doch ob Mann oder Frau, in der Mitte des Lebens, von der wir optimistisch annehmen, eine zweite Hälfte würde mit einiger Gewissheit noch folgen, stellen sich Fragen nach Sinn und Inhalten: Soll das schon alles gewesen sein? Verpasst man nicht Wichtiges? Hat man wesentliche Bereiche nicht gelebt oder vernachlässigt? Bleibt noch genügend Zeit?

Die ganz ähnlichen Befürchtungen in einem prozessorientierten, ergebnisoffenen Verfahren wie der dynamischen Psychotherapie[10] können sich ebenso als zutreffend erweisen wie jene geschilderten Lebensfragen. Denn neue Konflikte, die sich aus Veränderungen ergeben, können unter Umständen den vorgesehenen Rahmen sprengen, Schicksalsschläge sind ohnehin nicht planbar und können den gesamten Prozess in seiner bisherigen Form infrage stellen. Kurz: Eigentlich alle Psychotherapiepatienten sind mit existenziellen Fragen menschlichen Lebens konfrontiert.

## 7.2 Zeitmanagement in der Psychotherapie

Wie sieht das Zeitmanagement bei stark strukturierten Therapieformaten aus? Insbesondere bei kognitiven Gruppen mit Übungscharakter sollte die Sitzungsdauer gewährleisten, dass möglichst allen Teilnehmern genügend Zeit bleibt, um einzelne Prozessabschnitte zu durchlaufen (Brabender et al. 2004, S. 80 ff.). Doch auch hier versäumen manche Patienten wesentliche Abschnitte wegen Abwesenheit, Motivationsmangel oder mangelnder Mitarbeit. Der Faktor Zeit spielt in allen Therapie- und Beratungsformaten eine wesentliche Rolle. Unterschiedlich ist nur, wie offensiv Zeitbegrenzungen angesprochen und in der Folge Vorwürfe auf den Leiter bezogen werden.

**Praxistipp**

Die Planung einer behavioralen Gruppe erfordert eine gute Zeitkalkulation für einzelne Schritte, die die Teilnehmer in der Sitzung durchlaufen sollen. Ist geplant, dass alle Teilnehmer die Übungen absolvieren oder nur einzelne exemplarisch? Sollen mehrere Sitzungen gewährleisten, dass

10 Auch tiefenpsychologisch fundierte Verfahren sind ergebnisoffen, wiewohl sie einen oder wenige Foki haben. Diese sind zwar festgelegt (und können im Prozess der Veränderung unterliegen), das Ergebnis der Behandlung bleibt jedoch in jedem Fall offen (Sandra Schilles 2017, in einer pers. Mitteilung).

alle Teilnehmer »mal drankommen«? Ist die Sitzungsdauer variabel, können Zeiteinheiten für jedes Mitglied berücksichtigt werden. Ist die Dauer der Gruppensitzung vorgegeben, müssen entweder die Schritte angepasst oder eventuell mehrere Sitzungen für den gleichen Abschnitt eingeplant werden.

### 7.2.1 Zeitliche Rahmenbedingungen

Sitzungsdauer und Frequenz der Psychotherapie beeinflussen die affektive Intensität und die Regression in der Einzel- oder Gruppentherapie. Eine Frequenz von mehr als einer Sitzung pro Woche verstärkt das emotionale und regressive Erleben, da die emotionale Erfahrung der letzten Sitzung noch relativ präsent ist und man auf Themen zurückkommen kann, die bei geringerer Frequenz in Vergessenheit geraten sind oder emotional nicht mehr im Vordergrund stehen. Eine wöchentliche oder vierzehntägige Sitzungsdauer von z. B. 50 Minuten wird konflikthafte Prozesse weniger fördern als mehrere Sitzungen pro Woche in Einzelkontakt oder Gruppenformate mit 100 Minuten und zwei Sitzungen pro Woche.

Die mit dem Patienten definierten Ziele bestimmen sowohl die Frequenz als auch die Dauer der Therapie. Doch unabhängig davon, wie ehrgeizig oder begrenzt die Ziele einer Einzel- oder Gruppenbehandlung sein mögen, ist die Therapiezeit begrenzt. Es empfiehlt sich daher, immer wieder auf das kommende Ende und die noch verbleibende Anzahl an Sitzungen zu verweisen.

Man macht sich allerdings nicht unbedingt beliebt und schafft auch keine kuschelige Atmosphäre, wenn man in unregelmäßigen Abständen auf das kommende Ende der Therapie und die verbleibenden Stunden verweist (Wöller u. Kruse 2010). Um negative Übertragungsreaktionen, Schuldinduktionen und Konflikte zu vermeiden, unterlassen viele Therapeuten diese wichtigen Hinweise – übrigens ebenso wie die Ankündigung von Urlaubsunterbrechungen (oder Unterbrechungen ganz allgemein, z. B. wegen anstehender Operationen, Rehamaßnahmen, Fortbildungen). Diese Unterbrechungen repräsentieren die letzte, nämlich endgültige Unterbrechung, eben das Ende der Therapie schlechthin. Eine Weile mag man Schuldvorwürfen ausweichen oder gemeinsam mit dem Patienten menschliche Endlichkeit leugnen können, was jedoch umso heftigere Reaktionen beim scheinbar plötzlich anstehenden Ende der Behandlung auslöst. Vergleichbares gilt für das pünktliche Ende jeder Therapiesitzung.

**Praxistipp**

Man tut gut daran, regelmäßig die Endlichkeit der Behandlung zu thematisieren, etwa: »Herr X, ich habe eben mal nachgeschaut, Sie haben noch 21 bewilligte Stunden.« Oder: »Frau Y, unsere Sitzungen enden voraussichtlich im August. Was wollen Sie bis dahin noch erreichen?« Eventuell: »Und was sind Sie bereit, für das Erreichen dieser Ziele zu tun?« Naheliegend ist das Ausweichen vor einer negativen Mutterübertragung: Umfassende Versorgungswünsche werden frustriert und lösen Aggression, Vorwürfe, Rückzug oder vorzeitigen Abbruch aus, was sich eventuell so anhört: »Sie lassen mich im Stich!« Oder: »Wie soll ich denn ohne Sie/die Therapie zurechtkommen?!« Erste mögliche und letztlich entlastende Antwort: »Das weiß ich nicht.« Damit weist man dem Patienten die Verantwortung für sein Leben zu. Anschließend kann man eventuell einem Vorschlag von Wöller und Kruse (2010, S. 499) folgen: »Wie werden Sie mit diesem Problem umgehen, wenn die Therapie zu Ende ist und ich nicht mehr da bin?« Zwar ist auch das Ableben des Behandlers eine realistische Möglichkeit, um jedoch jede Theatralik zu vermeiden, scheint mir die Formulierung »Wenn Sie ohne unsere Stunden auskommen müssen« weniger dramatisch. Tatsächlich jedoch sterben auch Therapeuten, ziehen sich in Rente zurück, wechseln den Wohnort oder werden dauerhaft krank. Dies gilt natürlich auch für Patienten, die umziehen oder wegen Krankheiten oder Rehamaßnahmen ausfallen. In all diesen Fällen allerdings entspricht der Vorschlag von Wöller und Kruse der Realität und sollte auch so formuliert werden.

### 7.2.2 Beendigung der laufenden Therapiestunde

In der Regel dauern Therapiesitzungen 25 oder 50 Minuten, Gruppensitzungen meist 100 Minuten. Damit der Patient überhaupt eine realistische Einschätzung über die jeweils zur Verfügung stehende Zeit entwickeln kann, sollte man vor der ersten Sitzung den Zeitrahmen bekannt geben. Etwa: »Dies ist eine psychotherapeutische Sprechstunde, in der wir eine eventuelle Diagnose und eine damit verbundene Indikation entwickeln können. Wir haben dazu 50 Minuten Zeit.«

Vielen Therapeuten fällt die pünktliche Beendigung von Therapiesitzungen – ob im Einzel- oder Gruppenformat – nicht eben leicht. Patienten vermitteln den Eindruck, ganz zum Schluss noch etwas sehr Wichtiges sagen oder klären zu müssen, was ihnen vorher nicht möglich war. Oder sie suggerieren, ganz ähnlich wie beim nahenden Behandlungsende: »So können Sie mich doch nicht gehen lassen, was soll ich denn jetzt machen (bis zu unserer nächsten Sitzung)?!« Offen bleibt dabei allerdings, wieso die Patienten nicht deutlich früher ihre ihnen so wichtigen Anliegen ansprachen. Allerdings könnte das auch am Versäumnis des Therapeuten liegen, frühzeitig konflikthafte Bereiche deutlich zu thematisieren. Bei wem auch die Verantwortlichkeiten für Versäumnisse liegen mögen, durch die späte oder verspätete Thematisierung werden Klärungen und Konflikte – intra- wie interpsychische – aufgeschoben oder gänzlich vermieden. Jedenfalls sofern der Therapeut nicht auf dem Ende der Sitzung und damit auch der Endlichkeit der Behandlung besteht. Denn auch die ablaufende Zeit jeder einzelnen Sitzung symbolisiert die ablaufende Zeit der Therapie und des Lebens. Ähnlich wie bei wiederholtem Ansprechen des Therapieendes setzt man sich negativen Mutterübertragungen aus, die latent natürlich bereits (lange) vorher bestanden.

**Praxistipp**

Von erheblicher Bedeutung für die Beziehungsgestaltung des Patienten ist es zu beobachten, ob der Patient selbst auf die Zeit achtet, ob er den Blick des Behandlers auf die Uhr wahrnimmt oder er auf verbale und nonverbale Signale auf das Zeitende reagiert. Im Extrem, das jedoch nicht so selten ist, steht der Behandler auf, der Patient bleibt jedoch sitzen und spricht weiter. Wie im Kapitel über das Böse beschrieben (▸ Kap. 5), fühlen sich Behandler unwohl, sehr deutlich auf das Ende der Stunde bestehen zu müssen bzw. darauf, dass der Patient den Raum verlässt. Diese gänzliche Ignoranz gegenüber dem Eigenleben des Therapeuten kann man in einer nächsten Sitzung problematisieren, nicht jedoch am Ende der Stunde, denn das würde zu ihrer Verlängerung führen: »Herr X, ich hatte eben gesagt, dass wir (für heute) Schluss machen müssen. Bitte respektieren Sie das Ende unserer Zeit.« »Frau Y, ich habe jetzt mehrfach gesagt, dass unsere Stunde zu Ende ist, bitte verlassen Sie das Behandlungszimmer!« »Herr Z., so geht das nicht, dass Sie einfach sitzenbleiben und weitersprechen. Ich erwarte, dass Sie jetzt aufstehen und gehen!« Solche Aufforderungen sollte man unbedingt im Stehen machen und dabei die Türe des Zimmers öffnen. Und wenn der Patient dennoch nicht geht? Dann sagt man ihm, dass eine Behandlung voraussetzt, dass er Grenzen respektiert. »Wenn Sie das nicht tun, ist die Behandlung hier zu Ende.« Notfalls ist auch der Verweis auf die Polizei eine Option, in welchem Fall die Behandlung im ambulanten psychotherapeutischen Setting ganz sicher nicht fortgeführt werden kann.

Natürlich gibt es auch Situationen, in denen ein Patient gegen Ende der Stunde mit der Fassung ringt (es aber nicht jedes Mal tut), die Zeit nicht reichte, um zu einem vorläufigen Ende akuter Regression zu gelangen. In dem Fall kann man überlegen, ob eine kurze Verlängerung der Stunde wirklich eine Stabilisierung erbringen kann. Falls eine Kompensation zu erwarten ist, kann man eine Zeitüberschreitung vorschlagen: »Ich schlage vor, wir verlängern die Stunde um fünf Minuten.« Dies ist auch eine Geste, dass man die Belastung des Patienten anerkennt. Allein diese Geste des Verständnisses und der Menschlichkeit trägt oft zur Stabilisierung bei.

## 7.3 Der Faktor Zeit angesichts des näherrückenden Lebensendes

Die Perspektive von Alter, Gebrechlichkeit und Sterben stellt uns alle vor ängstigende Fragen, auf die es – anders als scheinbar bei gängigen psychiatrischen Diagnosen – keine befriedigenden Antworten gibt. Die Arbeit mit einem von Krankheit und nahendem Tod gezeichneten Patienten ist eine enorme emotionale Herausforderung für Behandler, sofern sie sich auf den Prozess auch emotional einlassen: »Was ihr seid, das waren wir. Was wir sind, das werdet ihr«, steht über den bis zur Decke gestapelten Totenschädeln im schweizerischen Naters im Kanton Wallis (www.myswissalps.ch/poi/298). Die Nüchternheit, mit der die Feststellung gemacht wird, mutiert zur emotionalen Zumutung, lässt man sich länger auf den Anblick ein. Ebenso verhält es sich, wenn man als Behandler mit Patienten arbeitet, die das kommende eigene Schicksal vor Augen führen.

Oft ist es für beide Beteiligte leichter, sich mit der Perspektive des Todes nicht in einem intimen Einzelsetting zu befassen, sondern in einer Gruppe, in der andere Personen das Schicksal teilen. Sterben ist ein sehr intimer Prozess: Sehr häufig sind Geschichten von Angehörigen, die nur einen Moment das Sterbezimmer verließen, um dann festzustellen, dass der Sterbende diesen Moment »nutzte«, um sein Leben zu beschließen. Vielleicht ist das Sterben der intimste und eventuell auch schamempfindlichste Moment im Leben eines Menschen.[11] Es mag dann hilfreich sein,

---

11 Diesen Hinweis verdanke ich Sandra Schilles.
Irvin Yalom widmet sich der Auseinandersetzung mit der Perspektive des Sterbens und des Todes in seinem gleichnamigen und bewegenden Buch »In die Sonne schauen« (2008).

in einer Gruppe einerseits das eigene Schicksal mit anderen zu teilen, andererseits auch immer mal wieder schweigend teilzunehmen, sich quasi eine Pause zu gönnen, was im Einzelsetting deutlich schwieriger ist.

Naturgemäß spielt die Frage nach der verbleibenden (Lebens-)Zeit in allen Gruppen eine Rolle, besonders jedoch in jenen, die von vorneherein existenzielle Themen zum Inhalt haben. In Gruppen mit jugendlichen oder jungen Patienten hingegen scheint ein unendlicher Reichtum an Zeit vorhanden, in jenen mit kranken, alten oder von Verlusterfahrungen gezeichneten Patienten ist Zeit – oftmals sehr plötzlich – ein kostbares Gut.

Gruppen mit onkologischen Patienten oder solchen mit infauster Diagnose sind durch die Erfahrung sehr begrenzter verbleibender Lebenszeit, der Frage nach dem Sinn, dem Ende, religiösen oder spirituellen Fragen nach dem Danach und lebenspraktischen Regelungen für die künftigen Hinterbliebenen geprägt. Es verbieten sich sogenannte Aufarbeitungen der Vergangenheit, weil hierfür weder die Zeit bleibt noch eine Revision möglich ist. Stattdessen können in manchen Fällen Neubewertungen des Geschehenen und nun Unabänderlichen erfolgen, in vielen Fällen wird selbst das nicht möglich sein. Die Forderung nach einer Aussöhnung oder einem ideologisch überhöhten Vergeben kann zur zusätzlichen Hürde werden, die als strenge Über-Ich-Forderung erlebt wird.

**Exkurs**

Ein besonders hochfahrendes Vorgehen verkörpert der Psychoprediger Bert Hellinger in seinen Massenveranstaltungen: Dort fordert er regelmäßig von seinen öffentlich vorgeführten Klienten eine Versöhnung mit dem Schicksal oder mit gewalttätig und/oder sexuell übergriffigen Verwandten. Gottähnlich stellt er einen Klienten vor die Wahl, andernfalls an seinem Knochenkrebs zu sterben. Alttestemantarisch fordert er Symptome, körperliche Erkrankungen oder Beziehungskonflikte sozusagen »subito!« auf dem Altar der Veranstaltung zu opfern oder Verderben, Siechtum und ewigem Elend anheimzufallen (Goldner 2000; Hilgers in zahlreichen Veröffentlichungen, z. B. 2000, 2002). Wo seriöse psychotherapeutische Verfahren großen Respekt vor der Notwendigkeit ausreichender Zeit für schmerzliche Veränderungen mit Hinweisen auf das Ende der Therapie und des Lebens verbinden, bietet Hellingers Brachialansatz demgegenüber den Reiz sofortiger Lösungen. In solchen Hau-Ruck-Verfahren nach dem Entweder-Oder-Prinzip wird die Illusion genährt, der Faktor Zeit spiele in Veränderungsprozessen überhaupt keine Rolle, wenn »man nur wolle«. Mit der vorgeblichen Suspendierung des Faktors Zeit durch die ausführenden Aufsteller (die es zu Hauf gibt) werden auch Tugenden wie therapeutische Bescheidenheit ihrer Aufgabe enthoben und durch ein therapeutisches Größenselbst ersetzt. Denn nur die monotheistischen Götter sind – gemäß der jeweiligen Religion – Herrscher über die Zeit.

Ähnlich, aber weniger dramatisch sind Gruppen mit älteren oder alten Patienten (Radebold 1992). Die verbleibende Zeit ist unbestimmter, die Frage nach den gewünschten oder anstehenden Lebensprojekten weniger bedrohlich, doch fast ebenso konkret. Häufig orientieren sich Patienten in Gruppen neu, können Verlusterfahrungen (Partner, Eltern, Kinder, Arbeitsplatz oder finanzielle Einschränkungen) mit anderen in einer homogenen Gruppe teilen und neue Hoffnung schöpfen.

Außertherapeutische Kontakte zwischen den Gruppenmitgliedern sind hier nicht grundsätzlich kontraproduktiv, besonders wenn es sich um Kurzzeitgruppen zur Bewältigung einer aktuellen Lebenskrise handelt.

**Praxistipp**

Gruppen mit älteren oder alten Mitgliedern stellen insbesondere junge Kollegen vor erhebliche Herausforderungen. »Sie könnten meine Tochter sein« oder »Mein Neffe studiert auch Psychologie« sind Übertragungsanspielungen auf die ungewöhnliche Situation, dass ein Jüngerer einem Älteren hilft. Sprechen Sie diese beide verlegen machende Lage an: »Das ist für uns alle nicht leicht, dass ich Ihnen als mindestens 30 Jahre Jüngerer helfen soll. Wir müssen mal sehen, wie wir damit klarkommen.« Die Übertragungen beziehen sich zunächst eher auf diese reale Lage, also darauf, dass Enttäuschungen über Neffen, Nichten, Kinder und Enkel in der therapeutischen Beziehung angesprochen sind (Radebold 1992). Körperliche Attacken nehmen größeren Raum ein oder werden gegenüber der jungen Leitung und den anderen eventuell aus Scham verschwiegen (Hilgers 2013). Latente oder offene Entwertungen (»Was kann die uns schon sagen?!«) sind nicht unbedingt komfortabel für die Gruppenleitung. Je gelassener man solche Bemerkungen behandelt, desto rascher stellt sich eine Arbeitsatmosphäre ein, sofern man grobe Unverschämtheiten zurückweist.

## 7.4 Der Abschied

Jede gemeinsame Zeit endet irgendwann. Die therapeutische Beziehung in gelingenden Langzeittherapien durchläuft Konflikte und Belastungen, Momente der Freude über neu gewonnene Möglichkeiten und Perspektiven, Trauer über Verlorenes. Der Patient wie auch der Behandler erleben emotional und intellektuell Aufregendes, Anrührendes und Belastendes. Insofern ähnelt eine intensive Therapiebeziehung ein wenig einer Liebesbeziehung, die auch all diese Elemente enthält, aber natürlich in vielen Bereichen über sie hinausgeht. Die Regelmäßigkeit der Termine über einen langen Zeitraum hinweg wird Teil des privaten Lebens des Patienten wie des professionellen Behandlers. Kurz: Im Abschied vom Patienten trennt man sich von Lebenszeit, und zurück bleibt die Erinnerung an eine bewegende Zeit mit dem Patienten. Gerade wenn es oft schwer war und über längere Strecken mit Konflikten gerungen wurde, von denen unklar blieb, ob sie sich würden lösen lassen, ist einem der Patient ans Herz gewachsen. In einer erfolgreichen Behandlung entstehen *running gags*, ein gemeinsamer individueller, nämlich nur für diese Therapiebeziehung einzigartiger Humor. Das alles kehrt so nie wieder und erinnert uns an unsere eigene irgendwann zu Ende gehende Berufstätigkeit und endende Lebenszeit.

Diese Themen verdichten sich in den letzten Stunden – und berühren beide Beteiligte. In Gruppen verlässt ein Mitglied die Gruppe, das eine einzigartige Rolle hatte und die Gruppe mit seinen individuellen Beiträgen bereicherte, nervte, zum Lachen oder Weinen brachte. Auch dieser Verlust ist schmerzlich und unersetzlich. Ob Gruppen- oder Einzeltherapie, der Abschied von einem Patienten ist oft traurig.

Die spezifische Übertragungsbeziehung bringt väterliche und mütterliche Gegenübertragungen mit sich, solche der großen Schwester oder des großen Bruders, des Freundes oder der Freundin. Man hat sich mit dem Patienten identifiziert, mit Freunden, Partnern oder Arbeitskollegen, sich mit seinem Ich gegen ein strenges, verfolgendes Über-Ich zugunsten eines milderen Teils verbündet. In der letzten Stunde liegt eine lange Wegstrecke hinter den Beteiligten. Die Freude und Genugtuung, etwas geschafft zu haben, mischt sich mit Wehmut und Abschiedsschmerz. Es versteht sich, dass diese Gefühle des Therapeuten ein gewisses Maß haben sollten, keine Grenzen überschreiten dürfen, und gerade deshalb ist es kein Zeichen von Unprofessionalität, wenn auch der Behandler Abschiedsschmerz zeigt: »Ich und mein Weg haben meinem Therapeuten etwas bedeutet, er hat ein wenig mitgelitten und gebangt, und darum drückt er mir die Daumen«, können Patienten sich hernach sagen. Gibt es einen besseren Wegeproviant?

Nicht nur Patienten neigen dazu, zu vergessen, welche Stunde die letzte ist. Entweder die Patienten erinnern ihren Therapeuten daran, dass es sich um die letzte Sitzung handelt, oder beide stellen das am Ende der Stunde fest. Damit wäre ein angemessener Abschied in Gänze vermieden worden. Man tut also gut daran, sich das kommende Ende der Behandlung in Erinnerung zu rufen und den letzten Termin entsprechend im Kalender zu markieren. Abgesehen von jenen Behandlungen, über deren Ende man froh und erleichtert ist, weil es zwar ausreichend Belastungen gab, jedoch wenig tiefen Kontakt oder berührende Begegnungen, wird man oft bereits im Vorfeld eine aufkommende Trauer spüren.

In vielen Fällen ist die letzte Stunde eine traurig-frohe Begegnung. Es ist geschafft und deshalb trennt man sich. Dies ist das Gegenteil aller privaten Beziehungen: Die erfolgreiche Gestaltung von Schwierigkeiten und Hürden festigt Freundschaft und Liebe, weshalb man eben gerade nicht auseinandergeht. Vielleicht ist dies eines von vielen Motiven für die häufigen Grenzüberschreitungen in Psychotherapien (damit wird selbstverständlich nicht die narzisstischen und machtbezogenen Beweggründe übergriffiger Behandler in Abrede gestellt). In dem Moment, wo ein Leben mit weniger Symptomen und vor allem mehr Beziehungsfähigkeit möglich wird, trennen sich die beiden, die dieses Ergebnis erarbeiteten. Doch dies war Grundlage des Arbeitsbündnisses, wenn auch die Konsequenz am Anfang der Behandlung so nicht benannt wurde: »Die Therapiebeziehung endet, wenn Sie mit Ihrem Leben und wir in der Übertragungsbeziehung zurechtkommen.« Was nichts anderes heißt, als dass man sich im professionellen Format trennt, wenn der Auftrag erfüllt ist, und nicht etwa, dass man deshalb zusammenkommt.

**Praxistipp**

Ebenso wie jede therapeutische Beziehung einzigartig ist, ist es auch der jeweilige Abschied. Die letzte Stunde bietet die Möglichkeit, still oder in Aussprache noch einmal wichtige Etappen der Behandlung vorbeiziehen zu lassen. Eventuell auch noch einmal die erste Stunde mit all den damals bestehenden Symptomen im Vergleich zur Gegenwart. Wie man vielleicht auch im

Verlauf der Behandlung gelegentlich angerührt war, spricht nichts dagegen, es auch am Ende noch einmal zu sein. Man entlässt den Patienten in eine neu gewonnene innere Freiheit, die auch eine äußere ist.

Es bekommt dem Abschied nicht, wollte man eigene Rührung überspielen, ebenso wie es nicht förderlich wäre, sich in Emotionen aufzulösen. Ein paar feuchte Augen schaden dabei nicht. Und weil der Abschied ambivalent ist, ob der gelungenen gemeinsamen Arbeit wie auch der Bereiche, die offen bleiben, ist vielleicht eine Mischung aus Lächeln und feuchten Augen das Beste, was am Ende einer Behandlung stehen kann.

Dies ist noch einmal ein bewegender Moment. Deshalb versuche ich, wann immer möglich, im unmittelbaren Anschluss an einen Abschied keine weitere Therapieeinheit zu vereinbaren, um mir den Raum zu geben, den Abschied zu verarbeiten und diese Stimmung weder zu zerstören, noch sie mit in eine andere Behandlung zu nehmen, wo sie nicht hingehört. Weil wir keine Therapiemaschinen sind, obgleich die Honorierung unserer Leistungen dies nahelegt, sollten wir uns die Zeit nehmen, die tiefen Begegnungen, die unser Beruf gewährt, auch zu würdigen. Sonst bringen wir uns um das Beste, was unsere Profession zu bieten hat.

# 8 Der Ödipus-Mythos – ein analytisches Drama und ein Mythos in der Psychoanalyse

## 8.1 Es geht um Macht und Gewalt, nicht um Sexuelles

Der sogenannte Ödipuskomplex gilt als eine Grundfeste der Psychoanalyse. Sie beruft sich dabei auf den Ödipus-Mythos, eine Überlieferung, die Sophokles in seiner Tragödie benutzt, um selbst eine Interpretation vorzunehmen. Sophokles geht dabei wie ein Psychoanalytiker vor: Nach und nach enthüllt er die Vorgeschichte, die in der tragischen Verstrickung endet.

Es geht jedoch in der antiken Tragödie nicht um Vatermord und den Wunsch, an seiner statt die eigene Mutter zu begatten. Und ebenfalls anders als im Vulgärverständnis hat die Gewalt keineswegs ihren Ursprung bei der jungen, sondern bei der alten Generation. Die quasi psychoanalytische Interpretation des Mythos durch Sophokles führt die Freud'sche Rezeption ad absurdum: Nicht etwa, dass ein Knabe seine Mutter begehrt und deshalb seinem Vater den Tod wünscht. Es sind die Eltern, die den Sohn dem Tod aus- und damit das Drama in Gang setzen. Der Mythos ist eine Geschichte um Macht, Gewalt, Erkenntnis, Endlichkeit und transgenerationale Traumen. Gerade deshalb ist das antike Drama brandaktuell. Denn damals wie heute sind es die Jungen, die der Gewalt, der Verwahrlosung, Übergriffen und Ausbeutungen der Alten ausgesetzt sind, um später ihrerseits potenziell zu Tätern zu werden. Doch die Erkenntnis der eigenen Geschichte hat die emanzipatorische Kraft, nicht blindlings die erfahrenen Kindheitsmuster an die eigenen Kinder weiterzugeben, sondern aus der ewigen Abfolge von Tätern und Opfern, die bald darauf ihrerseits zu Tätern werden, auszusteigen. Damit zeigt Sophokles implizit Wege der Befreiung aus der endlosen Abfolge von Traumatisierungen durch Erkenntnis der Wahrheit anstelle von Verblendung.

Freud verwechselte die Rolle von Machtstreben und Sexualität: Nicht etwa sexuelle Triebe sind die entscheidenden destruktiven Kräfte, sondern das unbedingte Streben nach Macht und Machterhalt. Inzestuöse Beziehungen, als Ausdruck mangelnder Ablösung, sind Folge, nicht Ursache von Gewalt und Übergriff, Missbrauch und Verwahrlosung. Letztere sind es, die das Drama auslösen. Denn ohnehin geht realer Inzest niemals von der jungen Generation aus. Dies gilt damals wie heute, wie bereits ein nur flüchtiger Blick in Gerichts- und Jugendamtsakten, in die Medien oder Krankengeschichten beweist.

Denn damals wie heute kämpfen viele Traumatisierte mit den Folgen erlittener Gewalt, sei sie gewalttätig, sexuell oder infrastrukturell. Und diese Gewalt geht immer von Älteren, von Eltern und Geschwistern und von Repräsentanten der älteren Generation aus: Von Priestern und Nonnen, Erziehern und Lehrern, staatlichen Institutionen, Heimen und Erziehungsanstalten. Auch dort waren und sind sexuelle

Übergriffe Ausdruck von totalitären Machtverhältnissen, sie sind ihre Folge, nicht etwa ihre Ursache.

Ödipus, ehemals Opfer, ist längst zum Täter geworden, so wie die vielen, denen wir heute in Beratungsstellen und Forensik begegnen. Und mit ihnen die familiären Systeme, die Institutionen, Kirchen und Heime, die Schützlinge traumatisiert entlassen, auf dass sie selbst wiederum Gefahr laufen, zu Tätern zu werden.

## 8.2 Der Mythos in der Fassung von Sophokles

### Vorbemerkungen

In der ältesten überlieferten Fassung von Sophokles ist die Tragödie eingebettet in weitere Geschichten um Gestalten der griechischen Mythologie. Ich erzähle zunächst die Geschichte von Ödipus und seiner Vorgeschichte chronologisch und sehr verkürzt (ausführlich zu den Mythen rund um Ödipus und seinem aktuellen Bezug in Hilgers 2007). Das hat den Vorteil, dass die transgenerationalen Traumen von Anfang an sichtbar werden, ebenso die Gewalt, die gegenüber der nachfolgenden Generation ausgeübt wird. Sophokles – ich sagte es bereits – geht anders vor: Er beginnt in der Gegenwart der Figuren, deren Geschichte erst im Laufe des Enthüllungsdramas erkennbar wird.

**Die Rolle des Chors**[12]. In der antiken Tragödie spielt der Chor eine wichtige Rolle: Er vermittelt und erläutert zwischen dem Bühnengeschehen und dem Publikum. Zudem kommt ihm die ethische Aufgabe zu, die Einheit von Menschen und Göttern zu repräsentieren und die Werthaltungen der einzelnen Figuren zu kommentieren oder zu erklären. Dabei gewinnt der Chor Einsicht in Zusammenhänge, Geheimnisse und die Vorgeschichte der Figuren. Indem er jedoch stets außerhalb des Geschehens bleibt, übt er eine quasi analytische Funktion aus.

*»Frevelmut langt blind nach allem.«*

Sophokles, Ödipus, Vers 874

**Die Mythen um den Mythos.** Meine Überlegungen haben zwei Bezugsrahmen: Zum einen beziehe ich mich auf die Dramenfassung von Sophokles (1951), die ihrerseits bereits eine Interpretation des Mythos in Form eines analytischen Dramas darstellt. Zum anderen beziehe ich weitere mythologische Geschichten mit ein, die den Zuschauern im antiken Theater bekannt waren und den Hintergrund für die Tragödie liefern (diese Angaben entnehme ich dem Lexikon der griechischen und römischen Mythologie von Herbert Hunger 1974). Verzichten muss ich leider auf die Wiedergabe zahlreicher Anspielungen und wiederkehrender Motive, die zu schildern den zur Verfügung stehenden Rahmen sprengen würde.

---

12 Diese Erläuterungen verdanke ich Andrea Gehl (in einer pers. Mitteilung 2017).

**Die wichtigsten Figuren.** Weil es zahlreiche Figuren gibt, die die Geschichte etwas verwirrend machen könnten, nenne ich vorab die wichtigsten:

- Laios ist König von Theben, der Vater des Ödipus und ein homosexueller Pädophiler.
- Labdakos, Vater des Laios, stirbt, als dieser erst ein Jahr alt ist.
- Lykos, Stiefvater des Laios, kommt gewaltsam ums Leben.
- Pelops, Ziehvater des Laios, ist traumatisiert: Sein Vater, Tantalos, schlachtet ihn als Götteropfer. Die Götter rufen ihn ins Leben zurück.
- Chrysippos, unehelicher Sohn des Pelops, wird von Laios entführt, vergewaltigt und suizidiert sich aus Scham.
- Iokaste ist Königin von Theben, Mutter und Frau des Ödipus.
- Kreon, Bruder der Iokaste, wird Nachfolger von Ödipus als König von Theben.
- Teiresias, der blinde Seher, lebte sieben Jahre als Frau.
- Ödipus, ausgesetzt mit durchbohrten Fesseln, wächst bei Adoptiveltern auf.
- Polybos, König von Korinth, wird Adoptivvater des Ödipus.
- Merope, Königin von Korinth, wird Adoptivmutter des Ödipus.
- Die Sphinx, halb Tier, halb Mensch, bedroht Theben durch eine totale Blockade.
- Eteokles, Polyneikes, Antigone, Ismene, Kinder der Iokaste und des Ödipus, sind gleichzeitig seine Halbgeschwister (wegen der gemeinsamen Mutter Iokaste).

## Die Geschichte

Laios wächst bei Adoptiveltern nach dem Tod seines leiblichen Vaters und der Tötung seines Stiefvaters auf. Herangewachsen entführt er Chrysippos, den unehelichen Sohn seines Adoptivvaters, Pelops, unter dem Vorwand, ihm die Kunst des Wagenlenkens beizubringen. Laios vergewaltigt Chrysippos, der sich danach aus Scham umbringt. Pelops belegt Laios deshalb mit einem Fluch: Laios solle kinderlos bleiben oder durch die Hand seines eigenen Sohnes umkommen. Laios Ehe mit Iokaste bleibt lange kinderlos, was nicht verwunderlich ist, wenn man die sexuelle Neigung des Laios bedenkt. Zudem weissagt ihm das delphische Orakel, er werde durch seinen eigenen Sohn umkommen. Sowohl der Fluch des Pelops als auch die dephische Weissagung schützen eventuellen männlichen Nachwuchs vor sexuellen Übergriffen durch Laios. Iokaste weiß um den Orakelspruch, macht Laios betrunken, verführt ihn und wird erst auf diese Weise schwanger.

Ödipus wird geboren. Seine Eltern beschließen, ihn auszusetzen, sie durchbohren seine Fesseln und binden seine Fersen durch die Bohrungen. Iokaste übergibt den schwerst misshandelten Säugling einem Hirten mit dem Auftrag, ihn zu töten. Doch dieser reicht den Säugling Ödipus an die Hirten des Königs von Korinth, die als kinderloses Paar den Jungen wie ein eigenes Kind aufziehen und ihm wegen seiner geschwollenen Füße den Namen Ödipus, »Schwellfuß«, geben. Ödipus ist der Meinung, es handele sich um seine leiblichen Eltern, bis er bei einem Gespräch der Hirten von seiner unklaren Herkunft erfährt. Naheliegend wäre nun gewesen, die Hirten zu befragen, wer ihn ihnen denn als Säugling übergab und woher er eigentlich stammt. Demütig und bescheiden hätte Ödipus die einfachen Leute befragen können, statt alsbald mit großer Attitüde aufzubrechen, um seine Herkunft zu klären. Ödipus stellt keine oder wenigstens nicht die naheliegenden Fragen. So bleibt er bereits vor seiner Blendung blind bei seiner Suche nach Erkenntnis und Wahrheit. Durch seine großartigen Attitüden und selbstverliebten Posen bleibt ihm das Wesentliche verborgen.

Seine Wahrheitssuche führt ihn zum delphischen Orakel, wo ihm in seltener Klarheit geweissagt wird, er werde seinen Vater töten und seine Mutter ehelichen. Um die Weissagung nicht wahr werden zu lassen, kehrt Ödipus in einem geradezu aberwitzig unlogischen Schluss nicht zu seinen Adoptiveltern zurück, wo er ja immerhin hätte sicher sein könnte, keine inzestuöse Liaison zur leiblichen Mutter einzugehen, was auch immer geschehe. Stattdessen begibt sich Ödipus – in narzisstischer Überhöhung – auf die Suche nach seiner Herkunft, die er leicht von den Hirten hätte erfahren können. Schließlich ist es auch der Hirte des Laios, der das Geheimnis endgültig aufklärt.

Auf der Suche nach seiner Herkunft begegnet er in einem Hohlweg dem Wagen des Laios mit seinen Begleitern. Laios ist erneut auf dem Weg nach Delphi, um herauszufinden, weshalb die schreckenerregende Sphinx vor den Toren Thebens hockt und jeden Reisenden zu töten droht, der ihr ein Rätsel nicht löst. Das wiederkehrende Motiv des Wagens spielt auf den Frevel an, den Laios dereinst beging und nun sein Schicksal besiegeln soll. Man herrscht Ödipus an, er solle aus dem Weg gehen, woraufhin dieser antwortet, er gehorche nur den Göttern und seinen Eltern. Im sich anschließenden Kampf tötet Ödipus Laios und seine Begleiter bis auf einen. Es handelt sich also keineswegs um Vatermord, allenfalls um übertriebene Notwehr, wobei auch dies fraglich ist. Kurz: Ödipus tötet seinen Vater in einem Kampf, der nicht von ihm ausging. Bei strenger Auslegung könnte man höchstens von Totschlag sprechen; Merkmale für Mord wie Heimtücke oder Planung fehlen völlig.

Ödipus zieht weiter an die Toren von Theben, wo er auf die Sphinx stößt, die ihm ihr berühmtes Rätsel stellt: »Wer geht am Morgen auf vier, am Mittag auf zwei und am Abend auf drei Beinen?« Ödipus antwortet clever: »Der Mensch!« Er antwortet aber nicht weise, denn dann hätte er das Rätsel auch auf sich bezogen und selbsterkennend entgegnet: »Ich.« Damit stürzt sich die Sphinx in den Stadtgraben und Ödipus zieht als Retter und Held triumphal in Theben ein. Nach dem mittlerweile bekanntgewordenen Tod des Königs hatte man dem Retter von Theben den Thron und die Königin als Belohnung versprochen, sodass Ödipus Iokaste zur Frau erhält.

Angesichts der beiden bekannten Weissagung ehelicht Ödipus eine deutlich ältere Frau, Iokaste einen jungen Mann, dessen Fersen deutliche Spuren einer vergangenen Verletzung aufweisen. Die beiden erkennen sich nicht. Die Suche nach Wahrheit und Erkenntnis endet in Blindheit angesichts des Gegenübers. Ödipus begehrt nicht seine Mutter. Er zeugt mit einer Frau, die er nicht wahrnimmt und erkennt, vier Kinder. Und Iokaste, die bei herkömmlicher Rezeption allenfalls als mehr oder weniger bewusstloses und willenloses Opfer des Begehrens ihres Sohnes gesehen wird, ist eine potenzielle Kindsmörderin, die – im schlimmsten Fall der Erkenntnis – sehenden Auges den Inzest begeht. Beide sind aber offenbar mit Blindheit geschlagen oder besser, sie entscheiden sich für die totale Ignoranz ihres Gegenübers.

Erneut wird Theben heimgesucht, diesmal von einer Seuche. Und wiederum wird nach der wahren Ursache gesucht. Die Bewohner von Theben weinen um ihre Opfer, doch Ödipus fragt sie mit großer Geste in seiner Verblendung und Ignoranz, warum sie denn betrübt seien und klagten. Dabei hängt der Gestank von Rauch und Leichenverbrennung über der Stadt. Wieder wird das Orakel befragt, diesmal durch Kreon, den Bruder der Iokaste.

Die Geißel der Pest werde erst aufhören, wenn eine Blutschuld getilgt sei, verkündet Kreon nach seiner Rückkehr. Kreon erzählt auch vom gewaltsamen Tod des Laios, den man nicht habe untersuchen können wegen der Bedrohung durch die Sphinx. Aufklärung müsse her, ist man sich einig, weshalb man nach dem blinden Seher Teiresias schickt. Ödipus beschließt obendrein, den Mörder von Laios schwer zu bestrafen.

Teiresias ist eine interessante mythologische Figur. Er lebte sieben Jahre als Frau und kann daher beurteilen, wer mehr sexuelle Lust empfindet, Mann oder Frau. Dieser Sachverhalt findet in der Tragödie zwar keine Erwähnung, war aber natürlich den antiken Theaterzuschauern bekannt. Die Sehergabe erhielt er, weil er wahrheitsgemäß auf die Frage von Zeus und Hera antwortete, dass es die Frau ist, die mehr Lust erlebt. Darauf blendete ihn Hera, die nicht wollte, dass Zeus die sexuelle Überlegenheit der Frau erkennt. Aus gutem Grund fürchtete sie doch Missgunst des Mannes ob der sexuellen Erlebnisfähigkeit der Frau, die sich in der Kulturgeschichte der Menschheit durch Verstümmelungen, Unterdrückungen, Ressentiments und Erniedrigungen manifestiert. Als Kompensation für die Blendung erhielt Teiresias die Sehergabe. Doch dass seine Frau ihm, Zeus, wie alle sexuell erlebnisfähigen Frauen in ihrer Orgasmusfähigkeit nahezu unendlich überlegen ist, hätte Zeus auch ohne Seher leicht erkennen können. Sofern er sich nicht blind gegenüber Hera und all seinen Geliebten zeigen wollte. Teiresias' Offenbarung wird mit Blendung geahndet, die Blindheit zieht die Gabe nach sich, wirklich zu sehen, nämlich zu erkennen.

Teiresias ist erst unter dem Eindruck von Drohungen und Verhöhnungen des Ödipus bereit, sich zu äußern. Provoziert durch Ödipus lüftet er im Fortgehen das Geheimnis der Blutschande, ohne jedoch Ödipus direkt zu beschuldigen:

*»Erst sag ich, was du wissen wolltest, ohne Furcht*
*Vor deinem Antlitz; mich verderben kannst du nicht.*
*So höre: Jener Mann, den du so lange suchst,*
*Den du verflucht hast ob des Mords an Laios,*
*Der Mann ist hier. Für eingewandert hält man ihn,*
*Bald zeigt es sich, dass Theben seine Heimat ist.*
*Dies Glück wird ihn nicht freun. Statt sehend blind,*
*Statt reich ein Bettler, wird er mit dem Wanderstab*
*Vortastend seinen Schritten in die Fremde ziehen.*
*Bald wird sich offenbaren, dass er Bruder ist*
*Und Vater seiner Kinder, und der Frau, die ihn*
*Geboren, Ehgemahl und Sohn, dass er das Weib,*
*Des Vaters erbte und ihn mordete. Nun geh*

*Hinein und überdenke es. Findest du, dass ich log*
*Dann sage, ich verstehe nichts von meiner Seherkunst.«*

Sophokles, Ödipus, Verse 449–462

Ödipus vermutet eine Verschwörung von Kreon gegen ihn und fordert seinen Tod. Nach und nach stellen sich der alte Hirte ein, der Ödipus einst töten sollte, und der einzige Begleiter des Laios, der den Kampf überlebte. Die Wahrheit kommt ans Tageslicht, Ödipus eilt unter selbstmitleidigen Klagen und rasend vor Wut in den Palast, um Iokaste zu töten. Diese hat sich jedoch bereits erhängt. Ödipus blendet sich mit einer Haarspange seiner Frau und Mutter und wird von Kreon verbannt.

## 8.3 Der Mythos als Darstellung existenzieller menschlicher Konflikte

Der Ödipus-Mythos verdichtet existenzielle menschliche Themen, die zeitlos aktuell sind:

- Die Dynamik des Vermeidungsverhaltens, das den Inhalt der Befürchtung eintreten lässt.
- Der Suche nach Wahrheit steht die Angst vor Erkenntnis gegenüber.
- Der Generationenwechsel ist gekennzeichnet durch transgenerationale Traumata und Gewalt.
- Der Generationenwechsel symbolisiert das eigene kommende Ende.
- Inzestuöse Verhältnisse sind Ausdruck gescheiterter Ablösung.
- Heimatlosigkeit, Flucht und Vertreibung und der Krieg der Generationen.

### 8.3.1 Tragik des Vermeidungsverhaltens

Ödipus ist eine tragische Figur, die mittels Vermeidung eben jenes Schicksal herbeiführt, das sie so sehr fürchtet. Damit liefert er eine Blaupause für neurotische, maladaptive Verhaltensweisen vieler Störungen: Der Versuch, niemandem zur Last zu fallen und stets vermeiden zu wollen, lästig zu werden, geht nach kurzer Zeit allen Umstehenden auf den Nerv. Nicht aggressiv verletzen zu wollen, indem man sich betont konziliant gibt, überall Verständnis äußert, wird das Umfeld alsbald aggressiv stimmen. Die Befürchtung, schuldig zu werden und daher alle möglichen Entscheidungen möglichst hinauszuzögern oder zu umgehen, endet unweigerlich in schuldhaftem oder verantwortungslosem Verhalten mit entsprechenden Folgen. Überall Gemeinheiten oder heimliche Intrigen zu wittern, zieht Gerede hinter dem Rücken nach sich und bestätigt so alle Befürchtungen. Die Angst, sich lächerlich zu machen und daher betont gewählt zu sprechen und sich korrekt zu geben, führt zu Witzeleien und Spott wegen des »affigen« Verhaltens. Doch Ödipus' Schicksal ist viel grausamer als jenes, das die beispielhaften Fehlverhaltensweisen nach sich zieht. Denn Ödipus zieht eine Reihe von abstrusen logischen Schlüssen, die ihn ins Verderben leiten.

### 8.3.2 Suche nach Wahrheit und Angst vor Erkenntnis

Die Geschichte des Ödipus beginnt weit vor seiner Geburt. Sein Los ist durch Konflikte, die seine Eltern und Vorfahren betreffen, mit bestimmt. Gewalt und Übergriffe ziehen sich durch die Vorgeschichte als transgenerationale Traumen, in deren Tradition Ödipus steht, ohne es zunächst wissen zu können. Als er durch betrunkene Hirten zufällig erfährt, dass Merope und Polybos nicht seine leiblichen Eltern seien, hat er die Wahl, entweder seinen Adoptiveltern Glauben zu schenken, die alles abstreiten, oder dem Hinweis der Hirten. Da er nach Delphi aufbricht, um sich Klarheit zu verschaffen, scheint er den Hirten mehr geglaubt zu haben als seinen Zieheltern. Nach dem fürchterlichen Orakelspruch jedoch zu beschließen, nicht nach Korinth zurückzukehren, um seinen Vater nicht zu töten und seine Mutter nicht zu ehelichen, ist grotesk. Denn selbst wenn die beiden seine leiblichen Eltern wären, wäre es ein leichtes, auf einen Vatermord zu verzichten, ganz zu schweigen vom Inzest mit Merope. Ähnlich absurd ist die Vorstellung, Iokaste zu ehelichen, die deutlich älter als Ödipus ist, also für die Erfüllung der Weissagung infrage kommt. Sein Schicksal hätte Ödipus durch die Heirat mit einer gleichaltrigen oder jüngeren Frau mit Leichtigkeit verhindern können. Bedeutet das also doch, dass es die unbewusste Bestrebung gibt, Geschlechtsverkehr mit einer älteren Frau oder der Mutter auszuüben? Ist es nun Verblendung, Blindheit gegenüber dem Gegenüber, das Ödipus seine Mutter nicht erkennen lässt? Oder das Streben nach Macht, nach dem Thron, das ihn blindlings alles in Kauf nehmen lässt? Was es auch ist, Blindheit und Ignoranz jedenfalls verhelfen Ödipus zur Macht, sind also zunächst aus seiner Perspektive keineswegs hinderlich. Seine Ignoranz zeigt Ödipus auch an anderen Stellen, z. B. angesichts der Klagen der Einwohner von Theben über die Opfer der Pest. In selbstgefälliger Pose lamentiert er, ohne das Leid seiner Bürger wahrnehmen zu wollen:

*»Ihr Kinder, junge Sprossen aus dem alten Stamm*
*Des Kadmos, warum sitzt ihr auf den Stufen mir,*
*Geschmückt mit Zweigen gleich den Hilfeflehenden?*
*Warum erfüllen Opferdüfte ganz die Stadt*
*Und rings erschallt Wehklagelaut und Bittgesang?*
*Ich wollt es nicht durch Botenwort, aus fremdem Mund*
*Erfahren, Kinder, darum kam ich selbst hierher,*
*Der von euch allen so gerühmte Ödipus.«*

Sophokles, Ödipus, Verse 1–8

*(Zum Priester)*
*»Drum sprich, o Greis, denn wohl geziemt es dir, das Wort*
*Für sie zu führen; welche Bewandtnis hat's mit euch?*
*Ist's Furcht, ist's Not, was euch zu mir treibt! Gern bin ich*
*Bereit zu helfen. Traun, unmenschlich wär's, blieb ich*
*Beim Anblick eurer Bittversammlung ungerührt.«*

Sophokles 1989, Verse 9–13

Ödipus sieht seine Mitwelt nicht, nimmt sie nicht in ihrem Erleben wahr, erkennt sein Gegenüber nicht. Insofern werden andere beliebig; er hätte demnach jede Frau ehelichen können. Jedenfalls ist von einem Begehren der Mutter nichts zu spüren. Viel naheliegender ist es erneut das unbedingte Machtstreben, das Ödipus nach dem Thron greifen lässt, unter Inkaufnahme der Ehe mit einer älteren Dame. Ähnlich Iokaste, die einen Jüngling zu ihrem Lager führt, der erkennbare Wunden an den Füßen hat. Bereits zu diesem Zeitpunkt müsste ihr klar sein, was es mit dem Orakelspruch auf sich hat, wenn ihr Mann zu Tode kam und ihr ein gerade erst erwachsener Mann mit eben jenen Malen an den Fersen gegenübertritt, wie sie sie ihrem Neugeborenen ehemals zufügte.

Das wird Iokaste auch im Drama klar, falls sie es nicht längst schon wusste. Denn als Ödipus zu begreifen beginnt, was der Bote sagt, interveniert sie:

*»(…) achte nicht darauf, und dem,*
*was er gesprochen, sinne nicht vergebens nach!«*

Sophokles, Ödipus, Verse 1056–1057

*»Ich mein es gut, ich rate nur das Beste dir.«*

Sophokles, Ödipus, Vers 1066

Es ist eine Geschichte der Blindheit und Verblendung. Blind sind die Beteiligten anderen gegenüber, verblendet, wenn es um Selbsterkenntnis und ihr Schicksal geht.

Ödipus sucht und fürchtet die Wahrheit gleichermaßen – wie wir alle. Unsere Patienten suchen nach Lösungen, die nicht ohne schmerzliche Wahrheiten zu haben sind. Letztlich geht es um die letzte, die schmerzlichste aller Wahrheiten, die menschliche Endlichkeit und die Erkenntnis des Todes. Dieser möglichen Selbsterkenntnis und der damit verbundenen Demut über die eigene Relativität begegnet Ödipus in Gestalt der Sphinx. Doch Ödipus findet nicht zu Bescheidenheit, bezeichnet sich als von allen Gerühmter (in der Übersetzung von Leo Turkheim [Sophokles 1989] spricht er von sich als »Erlauchter«). Auf die Frage der Sphinx antwortet er von sich ablenkend mit »der Mensch«, nicht etwa »ich«. »Man« sagen Patienten allzu oft, wenn sie eigentlich sich meinen könnten, aber nicht meinen wollen. Man ist sterblich, man altert, man hat Grenzen und Beschränkungen. Ödipus bewahrt sich seinen verhängnisvollen überhöhten Narzissmus durch seine ausweichende Antwort. Selbsterkenntnis und das Gewahrwerden des anderen, ob geliebt oder nicht, gehen Hand in Hand, sind untrennbar wie siamesische Zwillinge. Die Verblendung über das Selbst hat die Blindheit anderen gegenüber zur unmittelbaren Folge. Noch einmal sei an Martin Bubers Zitat erinnert: *»Der Mensch wird am Du zum Ich.«* (Buber 1999, S. 26)

*»Naturen wie die deine«*, bemerkt Kreon treffend angesichts der von Ödipus voller Zorn und Verblendung vorgetragenen Verschwörungstheorie, *»fallen stets zumeist sich selbst zur Last«* (Sophokles, Ödipus, Vers 673–675). Die Verschwörungstheorie schützt Ödipus einstweilen vor der anwachsenden Erkenntnis, dass er selbst der Mörder des Laios sein könnte. Man fühlt sich an die Mächtigen der

Gegenwart erinnert, die, konfrontiert mit Kritik, Aufdeckung von Skandalen oder Fehlverhalten, fast reflexbogenartig zu Verschwörungstheorien greifen, von Hexenjagd sprechen, sich »alternative Fakten« schaffen und in Larmoyanz üben.

Kreon jedenfalls ist zunächst Ziel der narzisstischen Rage von Ödipus (Ähnlichkeiten mit zum Zeitpunkt der Abfassung dieses Textes lebenden amerikanischen Politikern sind rein zufällig, aber beabsichtigt). Die Todesdrohung gegenüber Kreon ist auch eine Vernichtungsidee gegenüber der Wahrheit, so wie sie in allen totalitären Regimes an der Tagesordnung ist. Unter dem Eindruck der Gefährdung seiner Machtstellung wird Ödipus zum gefährlichen Potentaten. Nicht nur für despotische Führer gilt bis heute dieser Zusammenhang; auch in Familiensystemen wird das Aussprechen der Wahrheit (»Kindermund tut Wahrheit kund«) nicht selten unterdrückt und bestraft. Als Konsequenz ist die wichtige Ich-Funktion des Urteilsvermögens bedroht oder eingeschränkt: eine Art der Blendung.

Doch bleibt die Frage, wie viel wir eigentlich wissen wollen über uns und unser Schicksal. Wollen wir den Zeitpunkt und die Art unseres Todes erfahren? Was mit unseren Angehörigen in Zukunft sein wird? Welches Schicksal sie haben werden, wenn wir längst nicht mehr sind? Unser Erkenntnisinteresse bezieht sich häufig auf deutlich banalere Fragen, etwa, warum die Waschmaschine nicht abpumpt, was gegen Orangenhaut wirklich hilft oder wie wir den nächsten Urlaub verbringen wollen. Erkenntnisprobleme, die unverkennbar profaner als die vorher aufgeworfenen sind, jedoch auch deutlich weniger bedrohlich. So bleibt unsere Suche nach Wahrheit und Erkenntnis stets von Ambivalenz geprägt, diesseits wie jenseits von Psychotherapie. Der Respekt vor unseren Patienten, ihren Möglichkeiten und Grenzen gebietet es, nichts zu tun, was unnötig Illusionen zerstören könnte, doch alles, um ihre Notwendigkeit obsolet zu machen.

### 8.3.3 Generationenwechsel als Abfolge von Gewalt, Traumatisierungen und Übergriffen

Die ständig drohende Gewaltbereitschaft hat eine lange familiengeschichtliche Tradition, wie die Vorgeschichte von Ödipus zeigt. Die Opfer werden alsbald selbst zu Tätern. Die Gewalt frisst sich wie ein Geschwür durch die Generationen. Allerdings fasst Ödipus niemals den Beschluss, seinen Vater zu töten oder gar heimtückisch zu ermorden, um seine Mutter sexuell zu besitzen. Es ist gerade dieses Los, das er mit Macht, aber eben nicht mit Selbsterkenntnis und Klugheit zu vermeiden trachtet.

Vollkommen abwegig ist jedoch, dass die Gewalt von den Jungen gegenüber den Alten ausgeht, wie es die verkürzte Rezeption des Ödipus-Mythos in der Psychoanalyse nahelegt. Es ist genau umgekehrt: Ödipus wird bereits als Neugeborener schwerst misshandelt und dem Tode geweiht. Er ist das unerwünschte Kind, das mindestens Laios, dann auch Iokaste bedroht. Für diese Gefahr, die er für seine Eltern darstellt, ist nicht er verantwortlich, sondern seine Eltern. Doch die entziehen sich dieser Verantwortung, indem sie ihn dem Untergang preisgeben. Die Bedrohung, die Ödipus repräsentiert, aber nicht ist, liegt weit vor seiner Zeit, im Frevel des Laios begründet und der unter dem Eindruck des Fluchs von Pelops und des Orakelspruchs von Delphi geradezu mörderischen Handlung seiner Mutter, die den Pädophilen durch Alkohol zum Geschlechtsakt verführt. Eine Frau, die mit einem homophilen Pädophilen verheiratet ist, dürfte eine Menge Frustration und damit auch Hass aufbauen, wenn sie konstant verschmäht wird. Insofern ist die Geburt des Sohnes auch ein Akt der Rache an ihrem desinteressierten Mann. Doch auch hier gilt: Feindseligkeit, Hass und Gewalt gehen von der alten Generation aus und treffen die nachfolgende oder die nachfolgenden Generationen: Im Mythos kommen alle vier Kinder von Iokaste und Ödipus gewaltsam-tragisch ums Leben.

### 8.3.4 Generationenwechsel als Anerkenntnis des kommenden Endes

Doch es geht noch um mehr als bloßem Schutz vor konkreter Gefahr. Die Geburt des Sohnes bedeutet für Laios ohnehin, dass er irgendwann wird abtreten müssen. Ödipus' Geburt ist die Konkretisierung eigener Endlichkeit. Wer je nach der Geburt eines eigenen Kindes dieses in den Armen in den Schlaf wiegte, wird zweierlei spüren können: das unerhörte Glück der Unendlichkeit, des Weiterlebens durch eigenen Nachwuchs, dem man Vieles mit auf den Weg geben kann, was nachwirken wird, wenn man selbst schon längst nicht mehr ist[13]. Gleichzeitig wird die eigene Endlichkeit durch den eigenen Nachwuchs überdeutlich. Auf der persönlichen Ebene sind es die eigenen Kinder, die einem das kommende Ende vor Augen führen. Kollektiv sind es die Jüngeren, die nachfolgen, einen beruflich ablösen, aufs Altenteil drängen und überholen.

Doch Laios und Iokaste haben Ödipus ein fürchterliches Erbe mit auf seinen Weg gegeben. Wie auch bei Patienten mit einer schwierigen, traumabelasteten Vorgeschichte der Familie ist es die Aufgabe, jene Teile der Generationenhistorie zu erkunden, die sie selbst betreffen und maßgeblich unbewusst beeinflussen. Ödipus scheitert an dieser Aufgabe.

Ödipus scheitert jedoch nicht an seinen schweren familiären Belastungen. Vielmehr wird ihm seine Hybris zum Verhängnis, sein Hochmut und die narzisstische Überhöhung seiner Person. Deshalb erkennt er weder sich noch andere. Ödipus, der Held, der triumphal nach Theben einzieht, nachdem er die Sphinx beseitigt hat, liebt weder Frau noch Kinder, weder Untertanen noch Götter. Sie sind ihm Instrumente seiner Posen und Selbstdarstellung.

Vor allem jedoch: Ödipus erschlägt seinen Vater nicht, *um* die Mutter zu besitzen. Es ist auch nicht Ödipus, von dem die Gewalt ausgeht. Von Anfang an ist es die Generation der Alten, die sich gegen die Jungen richtet. Es ist die alte Generation, die die Jungen bedroht und ihnen nicht ihren Platz einräumt. Im gesamten Drama des Sophokles gibt es keine Szene, bei der sich die Jungen spontan gegen die Alten erheben. Vielmehr gestaltet sich der Generationenwechsel tödlich: Die Generationen kommen buchstäblich nicht aneinander vorbei, wenn es eng wird, könnte man sagen. Es ist ein Hohlweg, wo sich Laios und Ödipus begegnen. Hier

13 Auch deshalb gehört es zu den schlimmsten Schicksalsschlägen, die Eltern erleiden können, wenn ihre Kinder vor ihnen sterben.

könnte man respektvoll die Seiten wechseln, indem der eine am anderen vorbeigeht. Dann hätte Laios Ödipus Platz gemacht, Ödipus hätte die Position von Laios einnehmen können. Das wäre die Aufgabe von Laios gewesen, als Ödipus zur Welt kam: sich darauf vorbereiten, dass er irgendwann zugunsten des Jüngeren abtreten muss. Der Generationenwechsel wäre dann nicht mörderisch, sondern begleitet von einer gewissen Wehmut auf beiden Seiten. Der Eindruck von Endlichkeit wäre unabweisbar, ein Bedauern, das sowohl jene erfasst, die schmerzlich gehen, als auch die, die früher oder später allein zurechtkommen müssen. Auf diese Weise wären alle vom Erleben der conditio humana (Bedingung des Menschseins) erfasst, die zwangsläufig mit Ohnmacht gegenüber existenzieller Begrenztheit und der Realität des Todes einhergeht. Doch die Alternative zum emotionalen Erleben von Endlichkeit, das alle in der Wehmut verbinden könnte, indem sie ihr menschliches Schicksal annehmen, ist die Abwehr der existenziellen Hilflosigkeit durch Gewalt und Hybris.

Ödipus weiß zunächst nichts von dem Erbe, das anzutreten er – wie wir alle – genötigt ist. Er bricht auf, um sich Klarheit zu verschaffen, und scheitert. Niemand trägt moralische Schuld für die Hypotheken, die durch die Historie auf ihn lasten. Auch bei heutigen Patienten ist die Last der deutschen Geschichte noch sehr oft und deutlich spürbar. Die Folgen von Täterschaft oder Vertreibung, Kriegstraumatisierungen und »Wiederaufbau« werden über die Generationen weitergereicht. Die ethische Aufgabe, die sich uns stellt, ist, das Erbe bewusst anzutreten. Verantwortung entsteht dort, wo wir die persönliche wie überpersönliche, die kollektive Geschichte annehmen, obgleich wir keinen Einfluss auf sie nehmen konnten. Einfluss und begrenzte Kontrolle unseres Schicksals und das der nachfolgenden Generationen erwächst aus Selbsterkenntnis, die immer auch das Erkennen der eigenen Vorgeschichte ist. Ödipus' Selbstverliebtheit und mangelnde Selbstkritik führt ihn zurück zum Schoß einer mütterlichen Figur. Eine Frau würde es mit Ödipus nicht aushalten und er nicht mit ihr. So bleibt nur eine durch Infantilität und Bemutterung gekennzeichnete Beziehung.

Nicht Götter oder Schicksal machen Ödipus zum Schuldigen. Er wird schuldig, indem er sich weigert, Verantwortung zu übernehmen, wo es seine Ahnen nicht taten. Die ungelösten Konflikte der Eltern und Vorfahren werden stets zu jenen der Kinder. Immerhin mit der Chance, sie für sich und die eigenen Kinder einer glücklicheren Lösung zuzuführen.

### 8.3.5 Ein grotesker Altersunterschied

In den meisten Darstellungen des geblendeten Ödipus oder Theaterinszenierungen sehen wir einen Mann mittleren Alters. Doch das ist absurd. Eine einfache Rechnung hilft hier, die Wirklichkeit des Ehepaares Iokaste und Ödipus zu verdeutlichen: Iokaste ehelicht Laios, mit dem sie nur ein Kind hat. Selbst bei früher Schwangerschaft, etwa im Alter von 16 Jahren, kommt es zur Entbindung mit 17. Ödipus bricht als junger Mann auf, seine Herkunft aufzuklären, vermutlich als Jüngling mit 18 Jahren. Iokaste ist inzwischen circa 35 Jahre alt. Die beiden haben vier Kinder. Selbst bei intensiven Begattungsbemühungen und früher Abstillung

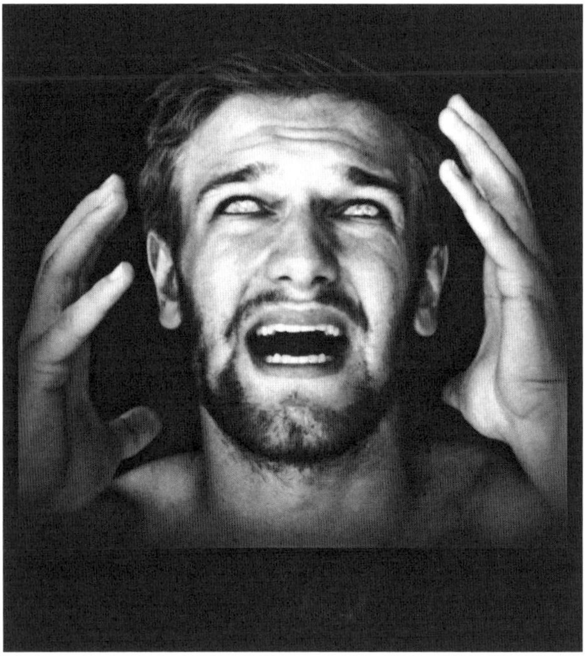

**Abb. 8-1** »Der geblendete Ödipus« © Lukas Hilgers

benötigt das Paar mindestens 4 Jahre, um vier Kinder in die Welt zu setzen, vermutlich jedoch ein paar Jahre mehr. Iokaste ist demnach zum Zeitpunkt ihrer letzten Entbindung mindestens 39 Jahre alt, Ödipus 22. Da Ödipus jedoch als Geblendeter in Begleitung seiner Tochter Antigone Theben verlässt, wird sie mindestens – sagen wir – 12 Jahre alt sein. Das bedeutet, Ödipus ist zum Zeitpunkt der Blendung 34, Iokaste 51. Man geht wohl nicht fehl anzunehmen, dass in der Antike der Altersunterschied in krasser Form offensichtlich war. Iokaste ist eine alte Frau, Ödipus immer noch ein junger Mann.

Die vorgestellte Rechnung ist eher zu knapp bemessen. Stellt man großzügigere Überlegungen an, könnte Ödipus tatsächlich im mittleren Alter sein; Iokaste wäre dann aber bereits – für antike Verhältnisse – eine Greisin.

Einmal mehr zeigen diese Überlegungen, wie blind die beiden, Iokaste und Ödipus, sich selbst und ihrem Partner gegenüber waren. Besonders jedoch, wie wenig es um sexuelle Leidenschaften, vielmehr um Bereicherung und Macht geht.

### 8.3.6 Inzestuöse Verhältnisse als gescheiterte Ablösung

Und Iokaste? Ödipus ist von seiner Mutter verraten und verstoßen, er ist ein unerwünschtes Kind ohne Vater. Deshalb bleibt Ödipus lebenslang an seine Mutter gebunden. Er kann eigentlich nur eine Mutter heiraten, wie viele Söhne alleinerziehender Mütter. Diese agieren ihr unbewusstes Schuldgefühl, ihren Söhnen den Vater genommen zu haben oder ihnen keinen Vater bieten zu können durch Überprotektion. Gleichzeitig sehen sie für sich keine Zukunft, wenn die Söhne aus dem Haus gehen. Wie Iokaste bewegen sie sich ambivalent zwischen abgewehrter Feindseligkeit und inzestuöser Symbiose. Um im Bild zu bleiben: Söhne (und oft auch Töchter) aus solchen Verbindungen bleiben zeitlebens in ihrer Autonomie behindert, sie laufen mit durchbohrten Fesseln durchs Leben. Natürlich geht es nicht um konkretistischen Inzest, sondern um die Unfähigkeit von Müttern und Kindern, sich voneinander abzulösen. Doch auch hier besteht kein Wunsch, den Vater aus dem Weg zu räumen, um die Mutter für sich zu besitzen. Die Verstrickung ist aus der Not, nicht aus der Lust geboren. Mangelhafte Förderung oder aktive Behinderung der Autonomieentwicklung von Kindern durchbohrt ihre Fesseln. Die Abwehr vor der Erkenntnis eigener Endlichkeit gebiert die Bekämpfung der Jugend mit ihrer Unabhängigkeit – wiederum auf persönlicher wie kollektiver Ebene. Die Folgen sind in lebenslanger Abhängigkeit von Versorgern, mütterlichen Instanzen, zu finden. Strukturelle Gewalt durch mangelhafte Förderung von Kindern mit schlecht ausgebildeten oder armen Eltern, solchen mit Migrationshintergrund schafft auf direktem Wege Individuen, die lebenslang auf soziale Unterstützung angewiesen sind: Die moderne Iokaste ist in den Sozialämtern zu finden, bei Hartz-IV und in sozial-psychiatrischen Einrichtungen, von denen man sich aufgrund der eigenen Vorgeschichte nie wird lösen können.

### 8.3.7 Heimatlosigkeit, Flucht und Vertreibung und der Krieg der Generationen

An keiner Stelle der Tragödie oder des Mythos lässt sich ein primärer Wunsch erkennen, den Vater zu töten, um die Mutter zu penetrieren. Die Vulgärdeutung der Tragödie »Vater erschlagen, Mutter gevögelt« stellt die Verhältnisse auf den Kopf. Denn der Mythos und die ihn begleitenden Mythen schildern ausnahmslos Gewalt und Übergriffe, die die alte Generation gegenüber der jungen ausübt. Erst aus dieser primären Erfahrung von Aussetzung, sexueller oder mörderischer Gewalt erwachsen die weiteren Dramen und die »blinde« Gewalt gegen die Alten. Der Ödipuskomplex ist ein Komplex der Alten gegenüber der Jugend und Jugendlichkeit der nachfolgenden Generation. Sie, die Alten, sind es, die die Jungen bedrohen. In der Geburt der Kinder begegnen wir alle nicht nur der Transzendenz des eigenen Todes in der nachfolgenden Generation, sondern auch der Gewissheit des eigenen früheren Endes. Jene haben Möglichkeiten und Jahre, die wir nicht mehr haben. Dies gilt es auszuhalten, ohne Wehmut und Bedauern in Missgunst, Feindseligkeit und Gewalt münden zu lassen.

Die herkömmliche Rezeption des Ödipus-Mythos verdeckt die strukturelle oder reale Gewalt älterer Generationen gegenüber den jüngeren: Es sind stets die Alten, die die Jungen in das Verderben des Krieges schicken. Die Alten, die von den Folgen nicht mehr betroffen sind, kürzen die Renten der Jungen. Es sind alte Politiker, die Schuldenschnitte für die Jungen in Ländern ablehnen, die sich aus eigener Kraft nie mehr aus der Schuldenfalle werden befreien können. Und dort, in den Ländern der sogenannten Dritten Welt, die durch Armut und Hunger, Krieg und Elend gezeichnet sind, schicken wiederum die Alten die Jungen los, damit sie nach todbringender Flüchtlingsfahrt in Nussschalen über das Mittelmeer in Europa angekommen, Geld an die Alten überweisen können. Und es sind die Eltern, die ihre Töchter zwangsverheiraten, um ihr eigenes Auskommen zu sichern und die Unabhängigkeit ihrer Kinder zu vernichten. Sie sind es, die Beschneidungen von Jungen und Mädchen vornehmen und sie stigmatisieren und traumatisieren. Denn die sexuelle Lust und Orgasmusfähigkeit der heranwachsenden Töchter beweist ihre Unabhängigkeit von der Familie und ihren Herrschaftsstrukturen.

Demgegenüber besitzen die Alten dauerhafte Arbeitsplätze, während die Jungen als die Generation Praktikum keinerlei Planungssicherheit für sich, ihre Familien und wiederum ihre Kinder erarbeiten können. Die Alten hinterlassen den kommenden Generationen einen Planeten, der durch Klimawandel, Umweltgifte, über hunderttausende Jahre vor sich hingammelnden Atommüll bedroht ist. Es sind stets die Alten, die dem Hunger in der Welt zusehen und zulassen, dass alle fünf Sekunden ein Kind unter 10 Jahren verhungert.

Falls sich die Jungen gegen die politischen Verhältnisse erheben – gegen Umweltversuchung oder G20-Gipfel, gegen Ausbeutung und Verarmung, gegen Altersarmut oder Turbo-Abis und Turbo-Studiengänge, Praktika und Minijobs –, dann als Antwort auf die strukturelle Gewalt, die ihnen die Alten zufügen. Die Fehldeutung des Mythos stellt den Gipfel der strukturellen Gewalt dar: Indem die Alten den Jungen unterstellen, sie beseitigen oder von ihnen Besitz ergreifen zu wollen, verschaffen sie sich eine Deutungshoheit, die die Täter zu Opfern, die Opfer zu Tätern macht.

## 8.4 Bedeutung des Mythos für die Psychotherapie

Bekanntlich ist die Geschichte der Psychoanalyse geprägt durch Schismen und Auseinandersetzungen, die nicht eben freundlich, oft nicht mit der gebotenen Sachlichkeit und allzu häufig mit geradezu vernichtendem Zorn geführt wurden. Freud kommentierte z. B. den Herztod Alfred Adlers in Aberdeen während einer Vortragsreise gegenüber Arnold Zweig unversöhnlich: »*Als Arnold Zweig bei dieser Nachricht einige Sympathie zeigte, wollte Freud davon nichts hören. Er hatte Adler seit mehr als einem Vierteljahrhundert gehasst, und ebenso lange und ebenso beredsam hatte Adler ihn gehasst. ›Für einen Judenbuben aus einem Wiener Vorort‹, antwortete Freud Zweig, ›ist ein Tod in Aberdeen, Schottland, eine unerhörte Karriere und ein Beweis, wie weit er es gebracht hat‹*« (Gay 1995, S. 691). Gay meint, dass Freud mit Befriedigung zur Kenntnis nahm, dass er den knapp 14 Jahre jüngeren Adler überlebt hatte.

Innovationen, Erweiterungen oder gar neue Therapieverfahren wurden traditionell mitnichten freudig begrüßt, Paradigmenwechsel, wie so häufig in der Geschichte der Wissenschaft, bekämpft und ignoriert, so lange es eben ging (Kuhn 1967). Die Autonomieentwicklung der Schüler und wissenschaftlichen Nachkommen wurde und wird behindert oder bekämpft. Wie ich an anderer Stelle bereits bemerkte, beschreibt Kernberg (1998) in seinem ironischen Beitrag voll ätzendem Spott die Neigung der Altvorderen, die Kreativität psychoanalytischer Kandidaten systematisch zu zerstören. Derselbe Kernberg hält allerdings an der alten Triebtheorie fest und verweist immer wieder auf Melanie Klein, obgleich ersatzloses Weglassen von Triebtheorie und Kleinianischem Denken seinen sonst luziden Ausführungen keinerlei Abbruch täte. Hier wie auch bei anderen Autoren vermute ich eine Bindung, die über Loyalitäten weit hinausgeht und an Paradigmen festhalten lässt, die mit Lehranalytikern, Supervisoren und Ausbildern in Verbindung gebracht werden: Autonomie der Nachkommen wäre ja gerade der beste Beweis für eine ausgezeichnete Ausbildung und Förderung, eben weil nicht alles von den Alten übernommen wird. Der Stolz der Alten würde sich dann nicht auf Vasallentreue beziehen, sondern auf die Kreativität jener, die man dereinst ausbildete.

Doch das System der Psychotherapieausbildung ist keineswegs dazu angetan, rasch die Eigenständigkeit der Ausbildungsteilnehmer zu fördern. Das liegt auch, aber keineswegs nur an Strukturen und Persönlichkeiten der Institute oder Universitäten, wenn auch bei Letzteren, wie an anderer Stelle ausgeführt, überhaupt keine sachkundige Vermittlung psychodynamischer Verfahren stattfindet und damit auch keine kritische Wahl der Studenten zwischen den Verfahren gefördert wird. Je nach Ausbildungsinstitut fördert man entweder ein Klima der Angst, wie ich es noch zu Beginn meiner Ausbildung an vielen psychoanalytischen Instituten erleben konnte, oder den Blick über den Tellerrand, indem verschiedene Verfahren vermittelt und auch gemeinsame Veranstaltungen für angehende Verhaltens- und psychodynamische Therapeuten angeboten werden. Doch letztlich sind es die politischen Rahmenbedingungen, die die eklatante Ausbeutung der angehenden Psychotherapeuten erst ermöglicht.

Psychotherapeuten in Ausbildung sind gezwungen, im praktischen Teil ihrer Ausbildung für ein Handgeld oder völlig ohne jedes Gehalt therapeutische Angebote sicherzustellen, die die psychiatrischen und psychotherapeutischen Einrichtungen sonst entweder aus Kostengründen so nicht anbieten können oder wegen Gewinnmaximierung nicht leisten wollen. Eine ernsthafte und verantwortliche Anleitung der jungen Kollegen findet in aller Regel nur sehr mangelhaft statt oder die Ausbildungskandidaten werden völlig auf sich gestellt. Die enorme Verantwortung, selbst wenn sie juristisch bei den ärztlich-psychologischen Leitungen liegt, lastet persönlich und emotional auf den Therapeuten in Ausbildung und kann ihnen auch von niemand genommen werden. Mir sind Fälle bekannt, wo Klinikleitungen Psychotherapeuten in Ausbildung sich selbst überließen, indem weder ein approbierter Psychologe noch ein approbierter Arzt über mehrere Tage anwesend oder kurzfristig verfügbar waren. Die psychotherapeutische Leitung, obwohl nicht an Psychotherapeuten in Ausbildung delegierbar, hängt in solchen Fällen de facto an Personen, die einen Anspruch auf Anleitung und Ausbildung haben, aber nur selten umfangreich erhalten. Wieder sind es die Jungen, die im Stich gelassen, ausgesetzt und ausgebeutet werden. Doch anders als im Mythos beginnen sich Psychotherapeuten in Ausbildung zu emanzipieren, indem sie durch Demonstrationen auf sich aufmerksam machen. Die Chance liegt in der Solidarisierung gegen Einschüchterung, Unterdrückung und Ausbeutung. Nur dann wird das Trauma der Aussetzung nicht endlos weitergereicht, stattdessen Emanzipation und Empörung der Willkür und Ausbeutung entgegengesetzt. Auch wenn diese nicht immer Erfolg hat, oft sogar scheitert, ist es die in ihr zum Ausdruck kommende Autonomie, die befreit und Sinn stiftet. Mancher Protest mag zwecklos sein, sinnlos ist er deshalb jedoch nicht.

Das ödipale Thema bleibt aktuell, weil es um zutiefst menschliche Konflikte geht, um Geburt und Tod, um Rivalität und Macht, Gewalt und Emanzipation. Als Psychotherapeuten sind wir keine Eltern, doch repräsentieren wir die ältere Generation durch unsere Rolle als Helfer und Zuhörer, Beistand und Hinweisgeber. Wir sind jene, die bei Erfolg mit Dankbarkeit, Trauer und Freude über das Neugewonnene verlassen werden. So bleiben wir zurück, ob wir nun jünger oder älter, ärmer oder wohlhabender, glücklicher oder frustrierter sind als unsere Patienten. Uns kommt die Aufgabe zu, die entstehende Wehmut zu tragen und den Patienten statt mit Missgunst mit Freude und Erleichterung alles Gute zu wünschen. Dann und nur dann entlassen wir unsere Schützlinge in ihre mit Schmerzen errungene Autonomie. Ohne sie zu behindern, zu fesseln oder an inzestuöse Verhältnisse zu binden. Und dann überwiegt die Freude an Menschen, die wir begleiten durften, gegenüber der Wehmut, die mit jedem Abschied verbunden ist.

# 9 Menschen mit einem Vogel – Bemerkungen zum Coverbild

Was hat ein surreales Bild im Stil der alten Meister auf dem Cover eines Fachbuchs zu suchen?! Das Bild verstört. Ein Vogel schwebt über dem Kopf einer schönen Frau. Dazu auch noch verkehrtherum. Das Gesicht der Frau ausdruckslos, wie tot. Der Vogel erscheint tot, kann nicht mehr fliegen. Und diese Frau konnte es auch nie.

Man mag im ersten Moment der Betrachtung vielleicht irritiert gelacht haben. Oder zurückgeschreckt sein. Um nicht durch die Augen der Frau hindurchzufallen bei dem vergeblichen Versuch, sie wahrzunehmen. Man sieht durch sie hindurch und fällt – mangels Gegenüber – auf sich selbst zurück. Was bleibt, ist eine undurchsichtige Frau, die trotz ihres schönen Äußeren gesichtslos bleibt. Als in dem Film »Elegie oder die Kunst zu lieben« (von Isabel Coixet nach einer Romanvorlage von Philip Roth) eine junge betörende Frau in ein Saunabecken gleitet, sagt ein älterer Herr zu seinem Kumpel: »Schöne Frauen sieht man nicht.«

Betrachter und Frau sehen einander nicht. Nachhaltig ist der Vogel. Eventuell vermischt mit leichter Melancholie, weil man spürt, dass man allein bleibt. Wie die Dame auf dem Bild.

Möglicherweise hinterlässt der Vogel der Dame mehr Eindruck als sie selbst. Begleitet von einem Kopfschütteln. Als wolle man den irritierenden Vogel abschütteln. So ergeht es uns häufig im Kontakt mit anderen. Die Meise, der Vogel, den jemand hat, prägt sich ein. Weniger aber der Mensch dahinter oder – wie hier – darunter. Denn lebendige Beziehungen erstarren oder drohen verloren zu gehen, wenn Absonderlichkeiten den Blick auf die Person versperren.

Dreht man das Bild um 180 Grad, schaut der Vogel mit einem Mal mit einem wachen Auge. Nebelkrähen sind überaus intelligente Problemlöser. Die Krähe erledigt, was die Frau nicht kann oder will. Weshalb wir uns davor hüten sollten, Macken und Eigenarten lediglich als Symptome zu verstehen statt als kreative Problemlösestrategien.

Was hat ein Mensch über oder in seinem Kopf? In den meisten Fällen scheint der Betreffende, der uns wie selbstverständlich als der Betroffene vorkommt, seinen Vogel gar nicht zu realisieren. Die Dame auf dem Gemälde jedenfalls nimmt von ihrer Meise, die in ihrem Fall eine Nebelkrähe ist, keine Notiz. Durch die Anwesenheit ihres Vogels ist sie augenscheinlich weder beeinträchtigt noch beunruhigt. Wir sind es, sie offenbar nicht. Psychoanalytisch hieße das Containment: das Aufbewahren von Emotionen und Fantasien anstelle des Patienten. Nichts anderes geschieht in Liebesbeziehungen: Man weiß um die Ecken und Macken seines Partners, die man ihm vorsichtig und liebevoll nach und nach spiegelt.

Mit Containment gilt es vorsichtig umzugehen, wenn es um Mitteilungen der Gegenübertragung geht. Denn was uns monströs und grotesk erscheint, ist unserem Gegenüber ganz alltäglicher Schutz vor den Unbilden des Lebens, die quasi von oben herabregnen könnten und vor denen der Vogel Schutz bietet. Der Respekt vor dem Vogel eröffnet die Möglichkeit einer Beziehungsaufnahme. In dem Wissen, dass jene Frau, unsere Patienten, auch über uns einen Vogel wahrnehmen könnten, den wir selbst nicht sehen.

In Psychotherapien begegnen sich Menschen mit Absonderlichkeiten und Macken. Im besten Fall sind die Vögel des Psychotherapeuten lebendiger und flugfähiger als jene seiner Patienten. Meist jedenfalls. In jenen Momenten jedoch, wo wir an unsere Grenzen geraten und unsere Meisen sichtbar werden, stehen wir in der Verantwortung, unsere Eigenarten nicht zu leugnen und zutreffende Wahrnehmungen unserer Patienten zu bestätigen. Vielleicht sind gerade das die kostbarsten Momente in einer Psychotherapie, bei der sich zwei Menschen intim begegnen und sich sehen, so wie sie sind.

Die Reduktion eines Menschen auf seinen Vogel ist totalitär, weil sie Individualität pathologisiert und daher alles von vermeintlichen Normen Abweichende als Meise klassifiziert. Kurz: Im Moment, wo wir den Vogel der Frau zu erkennen glauben, haben wir selbst schon einen, der monströser und gefährlicher ist als der jener Frau auf dem Cover. Zu Recht würde sie uns als ebenso undurchsichtig, gar bedrohlich erleben, wie wir sie eingangs. Gelingt es hingegen, die Vögel zum Fliegen zu bringen, sie als zu uns gehörig zu erleben, gewinnen wir unsere Individualität und Freiheit jenseits der Furcht vor ihr. »Aber die Unterwerfung ist nicht der einzige Weg, der Einsamkeit und der Angst zu entgehen. Der andere Weg – der einzige, der produktiv ist und nicht mit einem unlösbaren Konflikt endet – besteht darin, dass man mit seinen Mitmenschen und der Natur spontan in Beziehung tritt, und zwar in eine Beziehung, welche den einzelnen mit der Welt verbindet, ohne seine Individualität auszulöschen.« (Fromm 1990)

Im günstigsten Fall begegnen sich zwei Menschen mit ihren Meisen. Und noch vorteilhafter gestaltet sich die Begegnung, wenn sich die Vögel verstehen. Was am ehesten gelingt, wenn es beiden glückt, die Perspektiven zu wechseln, sich auf den zu Kopf stellen, um den eigenen wie den Vogel des anderen zu erkennen als etwas Lebendiges, was zu jeder individuellen, ganz besonderen und einzigartigen Beziehung gehört.

In einer gelingenden Psychotherapie begegnen sich zwei Menschen mit ihren Macken – oder in einer Gruppe deutlich mehr »Mackenmenschen«. Doch steht das nicht im Widerspruch zu Psychotherapie, die sich mit dem Patienten gegen seinen Vogel verbünden will?

Es geht nicht um die Auslöschung des Vogels, nicht um Entindividualisierung durch Extinktion der Meisen und Macken, die wir alle haben und deren Verschwinden uns allenfalls zu Normopathen machen würden. Worum es geht, ist die teils schwierige, teils anrührende Begegnung von Patient und Therapeut mit Vögeln, die, wenn ihre Integration in die Person gelingt, nicht mehr auf dem Kopf stehen und deshalb die Gesichter lebendig und erfahrbar machen könnten. Damit sind die Vögel nicht einfach wegtherapiert wie durch ein Klatschen in die Hände, das sie nur kurz auffliegen ließe. Allerdings könnte die Akzeptanz des Vogels dazu führen, dass der Patient nun selbst wie auf dem Kopf steht, weil sich sein Leben radikal verändert und mithin auch seine Sichtweise auf die Welt.

Wann immer Patienten diesen Schritt meistern, stehen wir vor der Herausforderung, uns mitzubewegen oder stehenzubleiben. Je später unsere eigene Furcht vor der Freiheit einsetzt, desto förderlicher für den Patienten. Und desto bereichernder und aufregender verläuft unser berufliches Leben mit unserer persönlichen Entwicklung.

# Literatur


American Psychiatric Association. Diagnostisches und statistisches Manual psychischer Störungen DSM-5. Göttingen: Hogrefe 2015.

Balint M. Angstlust und Regression. Standardwerke der Psychoanalyse. Stuttgart: Klett-Cotta 1988.

Bloch E. Das Prinzip Hoffnung. Bd 1. Frankfurt a. M.: Suhrkamp 1973.

Brabender VA, Fallon AE, Smolar AI. Essentials of Group Therapy. New Jersey: John Wiley & Sons 2004.

Broucek FJ. Shame and its realtionship to early narcissistic developments. Int J Psychoanal 1982; 63: 369–78.

Broucek FJ. Shame and the Self. New York: Guilford 1991.

Buber M. Ich und Du. Gütersloh: Gütersloher Verlagshaus 1999.

Buford B. Geil auf Gewalt. Unter Hooligans. München: Carl Hanser 1992.

Burtlingame GM, Gleave J, Krogel JA. Therapist variables in group psychotherapy. Paper presented at the international meeting oft he IAGP, Istanbul, August 2003.

Cleckley H. The Mask of Sanity. An Attempt to Clarify Some Issues About the So-Called Psychopathic Personality. Brattleboro: Eco Point Books & Media (Reprint) 2015.

Cremerius J. Vom Handwerk des Psychoanalytikers Bd 2: Das Werkzeug der psychoanalytischen Technik. Stuttgart: fromann-holzboog 1984.

Dally A. Gruppen leiten lernen. In: Staats H, Dally A, Bolm T (Hrsg). Gruppenpsychotherapie und Gruppenanalyse. Ein Lehr- und Lernbuch für Klinik und Praxis. Göttingen: Vandenhoeck & Ruprecht 2014; 390–9.

Dilling H, Freyberger HJ (Hrsg). ICD-10: Taschenführer zur Klassifikation psychischer Störungen. Hogrefe 2016.

Freud S. Wege der psychoanalytischen Therapie. Standard Edition XVII, London: Hogarth Press 1919.

Freyberger HJ, Spitzer C. Zum dialektischen Verhältnis von Haupt- und Nebenwirkungen in der Psychotherapie: »Wo gehobelt wird, da fallen Späne.« In: Linden M, Srauß B (Hrsg). Risiken und Nebenwirkungen von Psychotherapie. Erfassung, Bewältigung, Risikovermeidung. Berlin: Medizinisch Wissenschaftliche Verlagsgesellschaft 2013; S. 33–39.

Fromm E. Die Furcht vor der Freiheit. München: dtv 1990.

Fürstenau P. Entwicklungsförderung durch Therapie. Grundlagen psychoanalytisch-systemischer Psychotherapie. München: Pfeiffer 1994.

Gambaroff M. Abwehr der destruktiven Dimension in der Gegenübertragungsliebe. In: Höhfeld K, Schlösser AM (Hrsg). Psychoanalyse der Liebe. Gießen: Psychosozial-Verlag 1997; S. 101–17.

Gay P. Freud. Eine Biografie für unsere Zeit. Frankfurt a. M.: Fischer 1995.

Geißler KH. Zeit. Verweile doch, du bist so schön. Weinheim: Quadriga 1997.

Goldner C. Der Wille zum Schicksal. Die Heilslehre des Bert Hellinger. Berlin: Ueberreuter 2000.

Grawe K, Donate R, Bernauer F. Psychotherapie im Wandel – Von der Konfession zur Profession. 3. Aufl. Göttingen: Hogrefe 1994.

Hare RD. Gewissenlos. Die Psychopathen unter uns. Wien: Springer 2005.

Hare RD, Neumann C. The PCL-R Assesment of Psychopathy – Development, Structural Properties, and New Directions. In: Patrick CJ (Ed). Handbook of Psychopathy. New York: Guilford 2005.

Hilgers M. Total abgefahren. Psychoanalyse des Autofahrens. Freiburg i. Br.: Herder 1990.

Hilgers M. Der Pseudotherapeut. Klinische Argumente gegen Hellinger. In: Goldner C. Der Wille zum Schicksal. Die Heilslehre des Bert Hellinger. Berlin: Ueberreuter 2000; S. 53–65.

Hilgers M. Leidenschaft, Lust und Liebe. Psychoanalytische Ausflüge zu Minne und Missklang. Göttingen: Vandenhoeck & Ruprecht 2002.

Hilgers M. Mensch Ödipus. Konflikte in Familie und Gesellschaft. Göttingen: Vandenhoeck & Ruprecht 2007.

Hilgers M. Selbsterfahrungsgruppen als Teil der Ausbildung. In: Tschuschke V (Hrsg). Gruppenpsychotherapie. Von der Indiaktion bis zu Leitungstechniken. Stuttgart: Thieme 2010.

Hilgers M. Scham. Gesichter eines Affekts. Göttingen: Vandenhoeck & Rupprecht 2013.

Hilgers M. Identität durch Vielfalt und Flexibilität in den psychoanalytisch begründeten Verfahren In: Trautmann-Voigt S, Voigt B (Hrsg). Psychodynamische Psychotherapie und Verhaltenstherapie: Ein integratives Praxishandbuch. Stuttgart: Schattauer 2017; S. 24–31.

Hunger H. Lexikon der griechischen und römischen Mythologie. Reinbeck bei Hamburg: Rowohlt 1974.

Jolander A. Da gehen doch nur Bekloppte hin. Aus dem Alltag einer Psychotherapeutin. München: Heyne 2013.

Kächele H, Hilgers M. Spezifische Nebenwirkungen von psychodynamischer Psychotherapie. In: Linden M, Strauß B (Hrsg). Risiken und Nebenwirkungen von Psychotherapie. Berlin: MWV 2013; S. 41–57.

Kandel E. Das Zeitalter der Erkenntis. München: Siedler 2012.

Kant I. Gesammelte Schriften. Bd. 7. Berlin: Preussische Akademie der Wissenschaften 1900 ff.

Kernberg OF. Schwere Persönlichkeitsstörungen. Theorie, Diagnose, Behandlungsstrategien. Stuttgart: Klett-Cotta 1991.

Kernberg OF. Dreißig Methoden zur Unterdrückung der Kreativität von Kandidaten der Psychoanalyse. Psyche 1998; 52: 199–213.

Kuhn TS. Die Struktur wissenschaftlicher Revolutionen. Frankfurt a. M.: Suhrkamp 1967.

Lewis HB. Shame and Guilt in Neurosis. New York: International Universities Press 1971.

Marneros A. Affekttaten und Impulstaten. Forensische Beurteilung von Affektdelikten. Stuttgart: Schattauer 2006.

Märtens M, Petzold H. Einführung: Die schwierige Entdeckung von Nebenwirkungen. In: Märtens M, Petzold H (Hrsg). Therapieschäden. Risiken und Nebenwirkungen von Psychotherapie. Mainz: Grünewald 2002; S. 16–39.

Mattke D, Reddemann L, Strauß B. Keine Angst vor Gruppen. Gruppenpsychotherapie in Praxis und Forschung. Stuttgart: Klett-Cotta 2009.

Moser T. Der Psychoanalytiker als sprechende Attrappe. Frankfurt a. M.: Suhrkamp 1991.

Müller-Isberner R, Euker S, Herpertz SC. Dissoziale Persönlichkeitsstörung. In: Herpertz SC, Saß H (Hrsg). Persönlichkeitsstörungen. Stuttgart: Thieme 2003; S. 71–84.

Nedopil N. Psychopathy und die Rückfallprognose für Gewalttaten. Neuropsychiatrie 2009; 23, Nr. S1: 34–41.

Neuner F (2008). Stabilisierung vor Konfrontation in der Traumatherapie – Grundregel oder Mythos. Verhaltenstherapie 2008, 18: 109–18.

Novick J, Novick KK. Fearful Symmetry. The Development and Treatment of Sadomasochism. Lanham: Jason Aronson 1996.

Palmowski B. Zur Bedeutung von Scham und Selbsterleben für Indikation und Verlauf in der analytischen Gruppenpsychotherapie. Forum Psychoanal 1992; 8: 134–46.

Pine F. Die vier Psychologien in der Psychoanalyse und ihre Bedeutung für die Praxis. Forum der Psychoanalyse 1990; 6: 232–49.

Popper KR. Die offene Gesellschaft und ihre Feinde. Bd. 1. München: Franke 1957.

Radebold H. Psychodynamik und Psychotherapie Älterer. Berlin: Springer 1992.

Richter HE. Lernziel Solidarität. Reinbeck bei Hamburg: Rowohlt 1974.

Roth G. »Psychopathen« in der Chefetage. So gehen Sie mit schwierigen Chefs um. /www.t-online.de/finanzen/jobs/id_68079298/-psychopathen-in-der-chefetage-mit-schwierigen-vorgesetzten-leben.html (Zugriff am 24.07.2017).

Schultz-Venrath U. Gruppenanalyse. In: Strauß B, Mattke D (Hrsg). Gruppenpsychotherapie. Lehrbuch für die Praxis. Berlin: Springer 2012; S. 119–130.

Seligman MEP. Erlernte Hilflosigkeit. München: Urban & Schwarzenberg 1979.

Sophokles. König Ödipus. In einer Übersetzung von Georg Thudichum. Stuttgart: Reclam 1951.

Sophokles. Sämtliche Werke. Im Versmaß übersetzt, mit Einleitung und Anmerkungen versehen von Leo Turkheim. Essen: Phaidon 1989.

Statistischen Bundesamt. Bevölkerung. www.destatis.de/DE/ZahlenFakten/Indikatoren/LangeReihen/Bevoelkerung/lrbev05.html (Zugriff am 20.07.2017).

Stone L. Die psychoanalytische Situation. Frankfurt a. M.: Fischer 1973.

Strauß B. Formale Veränderungstheorie und Gruppenleitung. In: Strauß B, Mattke D (Hrsg). Gruppenpsychotherapie. Lehrbuch für die Praxis. Berlin: Springer 2012; S. 183–9.

Streeck U. Strukturelle Störungen. In: Gruppenpsychotherapie und Gruppenanalyse. Ein Lehrbuch für Klinik und Praxis. Göttingen: Vandenhoeck & Ruprecht 2014; S. 145–53.

Strotzka H. Psychotherapie und Tiefenpsychologie. Wien: Springer 1975.

Strupp HH, Binder JL. Kurzgruppenpsychotherapie. Stuttgart: Klett-Cotta 1991.

Tschuschke V. Kurzgruppenpsychotherapie. Theorie und Praxis. Wien: Springer 2003.

Tschuschke V. Gruppenpsychotherapie. Von der Indikation bis zu Leitungstechniken. Stuttgart: Thieme 2010.

Watzlawick P, Beavin JH, Jackson DD. Menschliche Kommunikation. Formen, Störungen, Paradoxien. Bern: Hans Huber 1969.

Weber M. Wissenschaft als Beruf. Berlin: Holzinger 1919/2016.

Will H. Depression. In: Ahrens St, Schneider W (Hrsg). Lehrbuch der Psychotherapie und Psychosomatischen Medizin. Schattauer: Stuttgart: 1997; 281–94.

Winckler P. »Eine kleine gestörte Ecke hat jeder in sich.« Interview in der Südwest Presse vom 10.05.2012. www.swp.de/ulm/nachrichten/politik/_eine-kleine-gestoerte-ecke-hat-jeder-in-sich_-8513946.html (Zugriff am 31.07.2017).

Wöller W, Kruse J. Tiefenpsychologisch fundierte Psychotherapie. Basisbuch und Praxisleitfaden. Stuttgart: Schattauer 2010.

Wurmser L. Die Flucht vor dem Gewissen. Analyse von Über-Ich und Abwehr bei schweren Neurosen. Berlin: Springer 1987.

Yalom ID. Theorie und Praxis der Gruppenpsychotherapie. Göttingen: Klett-Cotta 2007.

Yalom ID. In die Sonne schauen: Wie man die Angst vor dem Tod überwindet. München: btb 2008.

Zepf S. Narzissmus, Trieb und die Produktion von Subjektivität. Heidelberg: Springer 1985.

# Sach- und Personenverzeichnis

## E



## F



## G

## R



## S

## T

## U



## V



## W



## Y



## Z